JN492399

약국에서 알려준

궁금한 약 이야기

약국에서 알려준 궁금한 약 이야기

1판 1쇄 인쇄　2017년 5월 11일
1판 1쇄 발행　2017년 5월 20일

저　　자　박 정 완

펴 낸 곳　조윤커뮤니케이션
펴 낸 이　최 몽 순

판매·프로모션 : 참약사육성협동조합(팜웨이)
편집디자인 : 박 현 숙
표지 디자인 : Design Forever
인쇄·제본 : 한영문화사

주소 : 서울시 종로구 삼봉로 81 두산위브 파빌리온 304
전화 : 02-730-8842　팩스 : 02-730-8814

출판등록 : 제300-2005-208
등록일자 : 2001년 4월 13일

ISBN : 978-89-91216-88-4

값 25,000원

*잘못 만들어진 책은 구입하신 서점에서 교환해 드립니다.

약국에서 알려준 궁금한 약 이야기

박정완 지음

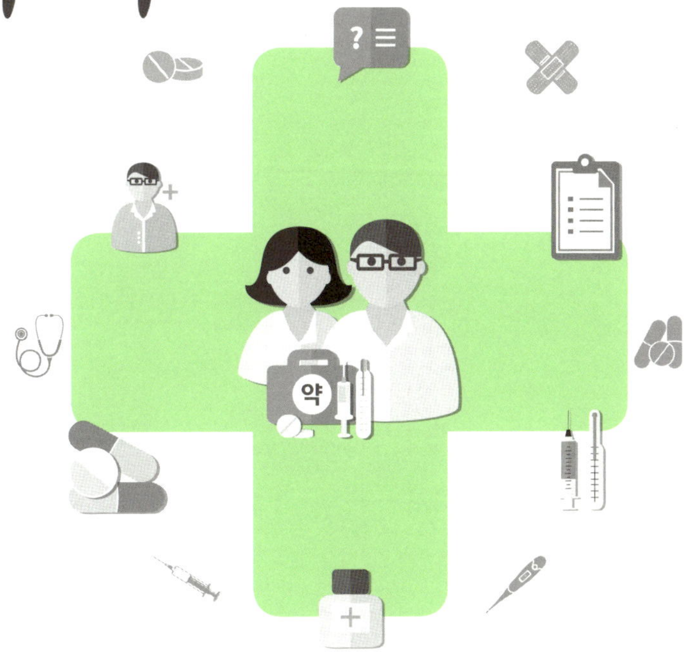

머리말

살아가시면서 가까운 이웃에 친근한 약국 하나 두십시요.

약국은 약에 대한 상식을 여러분에게 담아 드리는 곳입니다.

상식이란게 그렇습니다.

쉽게 말하면 그냥 세월을 보내다보면 저절로 알아지는 것들 또는 조그만 노력을 해서라도 알고 있어야 할 개념이죠.

그래서 법과는 무관한 사회생활이지만 법도 조금은 알아야겠다는 생각도 가져 봅니다.

거꾸로 읽는 세계사를 보면서 몰랐던 역사적인 사건을 알아보고, 인터넷 조각을 통해서 이런 저런 지식을 알아가며 저는 약학외의 상식을 덧칠 하며 살아가고 있습니다.

나에게 있는 유일한 전문 지식은 약물의 메커니즘입니다. 그렇다고 세상의 모든 약물의 메커니즘을 꿰뚫을 많은 지식이 있는 것도 아닙니다.

20대 젊은 시절 약대를 가게 되었고 그로부터 50여년 약을 바라보는 한길 인생을 걸어 왔습니다.

50여년 약을 따라 걸어온 한길 인생이지만 부족한 것이 아는 것 보다 많습니다.

어려운 항암제 약물을 초등학생에게도 이해가 가능하도록 설명할 능력이 있어야 약사다 라고 말하신 분도 있습니다. 저에겐 거기까지는 너무 멀어 보입니다.

그래도 한번 써 보았습니다.

처방전에 적혀있는 약물의 명칭(이름)은 무엇인가?

쉽게 복용하는 우리 아이들의 감기약은 어떤 작용을 하는가? 정말로 필요한 약물인가?

항생제는 무엇인가?

염증을 없애는 약물은 무엇인가?

고혈압 당뇨 약들은 우리 몸에서 어떻게 작용하는가?

등등등 그리고 약에 대해 쉽게 알아야 하는 것들 ...그리고 알아야할 개념들을....그리고 약에 대해 알아두면 좋은 지식을 모아 두었습니다.

그래서 세상 살아가는 길에 약 이야기 한 보따리 풀면서 살아가시라고 만들어 보았습니다.

나이 70 종심(從心)이 내일입니다. 저에게 호사가 무엇이겠습니까?

그냥 느낀대로 써보았습니다.

세계 평화를 외칠 웅변가도 못되고, 사회 개혁 위한 큰 소리를 낼 수 있을 만큼 배포도 크지 않고 성격도 소심한 한 낱 작은 사람입니다. 하지만 작은 약국 공간에서 진실이라고 느끼고 있는 사실들을 언젠가 한번 작은 소리로 라도 이야기 하고 싶었습니다.

여기에 만들어진 이야기는 우리가 살아가는데 꼭 필요한 사회 정의라고도 생각해 봅니다.

이 가벼운 책 한권이 건강한 생활에 벽돌 한 장 높이 만큼이라도 도움이 되는 상식이 된다면 이 책을 쓴 저에게는 커다란 호사이겠습니다.

감사합니다.

2017년 5월 박 정 완 드림

차 례

PART 07
만성 질환 1위 고혈압 약물 알아보기

PART 08
부교감신경 알아보기

PART 09
당뇨와 고지혈증

PART 10
상식을 늘려주는 약 이야기

01

약물의 이름은 어떻게 불리우게 되었는가?

01
약물의 기본 명칭
화학명(chemical name)

대부분 약물의 시작은 벌집 모양의 화학 구조의 완성부터 시작 됩니다.
이때 부르는 이름을 화학명(chemical name)이라 부르지요.
이 화학명이야 말로 가장 중요한 이름입니다.
그러나 이러한 화학명은 부르기가 너무 길고 어렵지요.

긴 여정을 살아가는 동안 그때 그때 마다 우리에게 불리우는 명칭이 여러 개입니다.

태어 나기전 엄마 뱃속에 있을 때 불리우는 태명도 있고 태어나서 할아버지가 예쁘게 지어준 이름도 있고, 어떤 때는 학생으로 불렸다가 아저씨로 불리우고 세월이 흐르고 흐르면 할아버지라고도 불리웁니다.

주민 등록상의 이름도 있습니다. 성을 붙이고 항렬을 붙이고 마지막 고유 이름을 붙입니다. 한 인간에게 가장 중요한 이름을 작명하는 방법입니다.

약(藥) 이름도 항렬를 표시하여 서로서로 형제 사이라는 것을 알 수있게 표시를 해두기도 합니다.

약(藥)도 이름이 여러 개입니다.

약은 대개 특이한 벌집 모양의 화학 구조를 가지고 있습니다.

모든 약물은 각기 독창적인 화학 구조를 가지고 있다는 것은 모두들 알고 있지요.

대부분 약물의 시작은 벌집 모양의 화학 구조의 완성부터 시작됩니다.

이때 부르는 이름을 화학명chemical name이라 부르지요.

이 화학명이야 말로 가장 중요한 이름입니다.

그러나 이러한 화학명은 부르기가 너무 길고 어렵지요.

이름이 길기로 유명한 사람은 화가 피카소입니다. 파블로 디에고 호세 프란시스코 데 파울라 후안 네포무세노 마리아…루이스 피카소입니다. 이 긴 이름은 지금은 어디로 다가고 파블로와 피카소만 남아 있습니다. 그러나 이 화학명은 어디로 보내고 말고도 없고 약식으로 부를 수도 없습니다. 간단하게 피카소하고 부를 수가 없습니다.

그러나 이렇게 긴 이름으로 불리우는 화학명은 약물을 가장 정확하게 표현한 이름 임에는 틀림 없는 사실이지요.

태어나면서 사람은 출생 신고를 하면 주민등록번호를 부여 받습니다.

약물을 포함한 모든 새로운 화합물을 등록하면 고유 넘버를 부여받습니다.

이러한 고유번호를 CAS번호라 합니다. CAS번호는 지구상에 존재하는 모든 화학 물질의 확인과 관리를 쉽게 할 수 있도록 부여한 고유 번호입니다. CAS Number[Chemical Abstracts Service]는 최대 10자리의 숫자로, 하이픈을 통해 세 부분으로 나뉩니다.

예를 들자면 aspirin의 CAS Number는 50-78-2입니다,

이 새로운 화학 구조물질을 약물로 이용하고자 할 때는 인체에 투여해도 해가 없는지, 어떤 약리 작용을 가지는지 등을 확인하는 임상 실험에 들어가게 됩니다.

이러한 임상 실험에 들어가려면 이 화합물의 이름이 필요 한거지요, 파블로 디에고 호세 프란시스코하면서 긴 이름을 부르기는 너무 불편합니다. 그러나 무슨 이름은 필요로 합니다.

사람으로 말하자면 태명이 필요하게 됩니다.

태명은 부모가 예쁜 이름으로 붙여주듯이 약물도 BY2058 등의 형태로 제조 회사기 마음대로 작명을 합니다. 임상 시험 결과가 어느 정도 성과를 갖게 되면 BY2058 이름이 증권가에 퍼지게 됩니다. 해당 제약 회사 주식이 두둥실 춤을 추기 시작하는 시기입니다. 항암 신약으로 증권가에서 요란하였던 한미 약품의 올리타의 태명은 HM61713이였습니다.

태명은 비공식 일반명입니다.

02
International Nonproprietary Name(INN) 일반명(성분명)

International Nonproprietary Name을 어찌 해석 했는지 국내에서는 성분명이라고 합니다.
그러나 일반명이라는 해석이 더 맞게 보입니다.
하여튼 INN은 의사도 약사도 모두 다 학창 시절 약물의 명칭으로 공부하는 이름입니다.

태명 즉 비공식 일반명을 가진 화합물이 신약 후보 물질로 약효가 인정될 가능성이 있으면 WHO 산하 기구에 작명을 의뢰하게 됩니다. 출생 신고를 하려고 이름을 작명하게 되는 것과 같습니다.

이때 주어진 이름이 International Nonproprietary Name(INN)로 의미 그대로 독점적이 아닌 일반적인 이름입니다.

INN 작명作名은 영어로만 하는 것을 원칙으로 합니다.

대한민국에서 만들어진 약물인 경우라도 영어로 작명해야 합니다.

그리고 작명 시에는 어음語音과 철자가 명확하고 되도록 짧으며 기존의 명칭과 쉽게 혼동되지 않는 것이어야 합니다. 이는 약화 사고를 방지하기 위함입니다.

집안의 고유한 성을 붙이듯 약리학적으로 관련이 있는 group에 속하는 약물과의 관련성을 나타내도록 이름을 정하도록 하고 있습니다. 항렬을 붙이는 개념입니다.

INN 하나 만으로도 약물이 어떤 작용을 하는 약물 인지를 알 수 있게 만들어 놓은 이름입니다. 그러나 어느 특정한 질환을 암시하는 작명은 원칙적으로 하지 못하게 규정하고 있습니다.

International Nonproprietary Name을 어찌 해석 했는지 국내에서는 성분명이라고 합니다.

그러나 일반명이라는 해석이 더 맞게 보입니다.

하여튼 INN은 의사도 약사도 모두 다 학창 시절 약물의 명칭으로 공부하는 이름입니다.

실질적으로 제일 많이 사용되는 이름입니다.

세계보건기구(WHO)에서는 세계적으로 공통이면서도 간결한 일반명(INN)을 제정하고 있습니다. 각 국가마다 약물의 일반명 작명을 위한 위원회를 따로 구성하고 있기도 합니다.

일본에서는 Japanese Accepted Names(JAN)으로 영국은 British Approved Names(BAN),그리고 미국에서는 United States Adopted Names(USAN)이라 합니다.

해열 진통제로 유명한 타이레놀의 INN은 paracetamol이고 USAN은 acetaminophen입니다.

우리는 관습적으로 아세트아미노펜acetaminophen을 더 많이 사용하고 있습니다. 파라세타몰paracetamol과 아세트아미노펜acetaminophen은 이름(명칭)만 다를 뿐 동일한 화학 구조를 가진 동일한 약물입니다.

03
상품명(상표명 trade name)

화학명, 일반명, 상품명중에서 기억하기 가장 쉬운 것은 물론 상품명이겠지요.
다음은 일반명이구요, 긴 이름 화학명은 그 누구도 기억하지 못합니다.

마지막으로 약물의 이름(명칭)에는 우리가 흔히 듣는 상품명(상표명 trade name)이 있습니다. 상품명은 잘 아시다시피 약국이나 병원에서 취급되는 마지막 단계의 명칭입니다.

엄청난 투자를 하여 만든 새로운 약물의 고高 부가가치를 위하여 제조회사는 나름대로 간결하고 기억하기 쉬운 이름을 붙이게 됩니다.

자동차 회사가 벤즈, 제네시스라고 차 이름을 명명하는 것처럼 소비자에게 기억하기 쉽고 품위도 유지시키는 적절한 상품명을 붙입니다. 약물도 이와 똑같습니다.

만세의 의미를 담은 viva 혹은 활기찬 의미의 정력이 왕성한 이란 뜻의 vigorou와 강한 남성의 힘을 강조하는 niagara 폭포를 합성해서 작명한 viagra는 성공적인 작명인 듯 합니다. 마지막으로 혹은 끝내준다는 의미로 알파벳 마지막자인 xyz에다 allergy의 al을 붙인 씨잘xyzal도 재미있는 작명입니다. 수면제 이름은 조용한 still, 밤의 여신 Nox 조용한 밤의 여신 스틸녹스 라는 유명한 이름입니다. 스틸녹스의 INN은 졸피뎀zolpidem입니다.

화학명, 일반명, 상품명중에서 기억하기 가장 쉬운 것은 물론 상품명이겠지요. 다음은 일반명이구요, 긴 이름 화학명은 그 누구도 기억하지 못합니다.

인류 역사상 최고의 발명품이라고 말하고 있는 아스피린은 독일 바이엘사가 특허를 가진 상품명입니다. 아스피린의 일반명(INN)은 아세틸 살리실산입니다. 세월이 흐르는 동안 아스피린을 아세틸 살리실산이라고 말하는 사람은 거의 없습니다. 일반명이 곧 상품명으로 불리우는 첫 번째 케이스입니다. 아스피린은 바이엘이 작명한 고유 이름입니다만 지금은 세계 어느 회사이건 아스피린이라는 명칭을 사용합니다. 유한 아스피린, 한미 아스피린처럼 아무런 구속 없이 사용하고 있습니다.

아스피린은 이제는 고유 명사가 아니라 보통 명사라는 의미입니다.

아스피린처럼 오랜 세월 속에서 보통 명사화 된 약물의 상품명이 하나 더 있습니다.

정로환(正露丸)입니다. 1905년 일본에서 만들어졌습니다.

정로환이 만들어진 것은 러일전쟁 때문이었습니다. 전시에 병사들이 설사로 죽어가니 일본 정부로서는 해결책을 찾아야 했습니다. 배탈 설사를 멈추게 할 좋은 약을 만들라는 일왕의 명령에 제약사들은 수천 가지의 약을 만들어 냈고, 그 중 다이코 신약에서 만든 약이 가장 뛰어나 러일 전쟁을 승리로 이끄는 데에 큰 공을 세웠습니다.

그것이 바로 정로환인 것입니다. 정로환征露丸이라는 이름도 러시아를 정복한다는 의미로 지어진 것입니다. 물론 검증된 이야기는 아닙니다.

하여튼 국내에서 D제약이 정로환이라는 상품명으로 판매중인데 B제약이 B 정로환이라는 상품명을 사용하였습니다. 당연히 법원의 판단을 의뢰하였습니다. 정로환은 일반화된 보통명사라는 판결을 내렸습니다. B 정로환이라는 상품명으로 시판되었습니다.

04
정확한 이름...
일반명(성분명)으로 불러주세요.

일반명.성분명 혹은 INN은 영어 표시가 원칙이나 여기서는 한국어로 표시하겠습니다.
예를 들어 이부프로펜(ibuprofen) 나프록센(naproxen)입니다.
일반명(성분명) 다음에 오는 명칭은 오리지날 상품명입니다.
이부프로펜(부루펜), 나프록센(낙센)처럼 예시(例示) 합니다.

빨래 걷어라는 C.F로 유명한 낙센의 일반명(성분명)은 나프록센(naproxen 입니다. 대한민국 최고?의 해열제 부루펜의 일반명(성분명)은 이부프로펜ibuprofen입니다.

상품명 낙센과 부루펜의 이름은 서로 다릅니다. 그러나 naproxen과 ibuprofen은 어떤가요?

두 약물 모두 다 어간語幹에 pro가 있는 것이 보이시죠?

두 약물 모두 소염 진통제로 세계적으로 널리 사용되는 약물이면서 Propionic acid derivatives(유도체)라는 약물임을 말하고 있습니다.

loxoprofen, ketoprofen, flurbiprofen 등은 모두 같은 항렬?을 가진 소염 진통제 약물임을 표시해주고 있습니다.

어간(語幹)에 pro가 있는 소염 진통제 약물을 복용 하였으나 진통 효과가 미미하거나 혹은 알레르기 증상이 나타났다면 다른 계통의 소염 진통제를 복용하는 것을 생각해 보아야 합니다.

이때 소염진통제 일반명 중에서 어간語幹에 pro가 있는 약물은 쉽게 제외 시킬 수 있게 됩니다.

이렇듯 INN은 약물의 본질을 쉽게 나타내려고 표현해 놓은 명칭입니다.

그러나 현행 제도는 이러한 INN을 이용하려고 하지 않는 처방 형태입니다.

INN을 이용하는 처방 형태가 되었으면 좋겠습니다.

이른바 일반명(성분명) 처방 제도입니다.

일반인이 약국에서 부루펜이 필요합니다 라고 표시를 하는 건 좋으나 약물을 다루는 의사 약사의 위치에서는 상품명인 부루펜 보다는 일반명(성분명)인 ibuprofen이 더 정확한 표현입니다.

왜냐하면 앞서 말한 대로 일반명(성분명) 하나 만으로도 약물이 어떠한 계통의 약물인지를 인지認知할 수 있게 만들어 놓은 이름이니까 일반명(성분명)으로 부르는 것이 옳다는 생각이 듭니다.

일상이 되어버린 풍경하나 소개합니다.

엔카펜이라는 약을 주십시오

앤카펜? 무슨 약이지요 이름으로 보아서는 진통제 종류 인듯 한데요...

말 떨어지기 무섭게 휙 돌아서 약국을 나가버립니다.

저놈은 분명 돌팔이야 무슨 약사가 약 이름도 모르고 약국 하는지 이해가 안간다는 표정입니다.

오만가지 상품명을 모두 다 기억할 수는 없습니다. 알파고도 못하는 일입니다.

이 경우 이부프로펜 주십시오 가 맞습니다.

엔카펜의 일반명(상품명)은 이부프로펜입니다.

엔카펜과 부루펜은 비슷한 약물이 아니라 동일한 약물입니다.

엔카펜이 이부프로펜 인지를 어떻게 알 수 있느냐고요?

약품 케이스를 보면 상품명 옆에 괄호 안에 표시되어 있습니다.

낙센을 보면 낙센하고 괄호 안에 나프록센이라고 표시 되어 있습니다. 곧 낙센은 나프록센이라는 일반명(성분명)을 가진 제품이구나 하는 것을 표시하고 있습니다. 유통 중인 모든 의약품이 이러한 표시를 하고 있습니다

의사나 약사는 일반명(성분명) 이름만 대면 무슨 약물인지는 분류는 할 수 있습니다.

분류가 된다 함은 약물이 어떠한 메카니즘으로 어떠한 작용을 하여 무슨 질환에 사용될 수 있겠구나 하는 정도의 개념은 쉽게 파악할 수 있습니다.

일반인은 몰라도 일반명(성분명)에는 어느 계통이라는게 다 들어 있습니다,

amoidipine(노바스크)에는 혈압약이라는 것이 쓰여 있고 sitagliptin(자누비아)에는 당뇨 약물이라는 의미가 들어 있는거죠.

다만 의사는 자기의 전공 분야에서는 알겠지만 다른 전공의 분야는 모르는 부분이 많이 있을 수도 있습니다. 내과 전문의가 피부과 관련 약물에 대해서는 특별히 관심이 없으면 시중에서 들어본 유명한 상품명은 알련지 모르지만 일반명은 모르는 경우도 있습니다.

반면 약사는 어느 약물이나 전부 알아야하는 의무가 있는거지요.

엄청나게 많은 약물이 시중에서 유통되고 있다는데 약사가 그것을 어떻게 다알까?

엄청나게 몇십만가지 약물이 시중에서 유통되고 있는게 아니라 일반명(성분명)으로 분류하면 천 여종의 약물이 유통되고 있습니다.

이 책에서의 모든 약물의 표시는 다음과 같이 적힙니다.

일반명.성분명 혹은 INN은 영어 표시가 원칙이나 여기서는 한국어로 표시하겠습니다.

예를 들어 이부프로펜ibuprofen 나프록센naproxen입니다.

일반명(성분명) 다음에 오는 명칭은 오리지날 상품명입니다.

이부프로펜(부루펜), 나프록센(낙센)처럼 예시例示합니다.

이부프로펜ibuprofen(부루펜), 나프록센naproxen(낙센)의 형태로도 쓰겠습니다.

05

약물의 특허와 가격 설정

거대한 투자의 결실로 새로운 약물을 탄생 시켰으므로 당연히 특별한 권리를 부여하게 됩니다.
특허 권리는 대개는 최장 14년입니다.
특허 권리는 신약을 이용한 제품을 여타의 제약회사에서는 판매하지 못하게 하는 특별한 권리를 주게 됩니다.

제약회사는 신약을 디자인 하여서 비공식 일반명을 정하고 임상 시험을 거쳐 공식적인 이름인 일반명에다 적합한 상품명을 부여해서 세계 각국으로 판매를 하게 됩니다.

당연히 신약을 만들기까지는 많은 금액을 투자 하였겠지요.

거대한 투자의 결실로 새로운 약물을 탄생 시켰으므로 당연히 특별한 권리를 부여하게 됩니다. 특허 권리는 대개는 최장 14년입니다.

특허 권리는 신약을 이용한 제품을 여타의 제약회사에서는 판매하지 못하게 하는 특별한 권리를 주게 됩니다. 그동안 고생하였으니 14년간 보상을 받아라는 배려이지요.

우리는 이러한 제품을 오리지날이라고 부릅니다.

이부프로펜ibuprofen을 부루펜이라는 상품명으로 독점 판매할 수 있는 권리를 준다는 겁니다. 부루펜은 일반명(성분명) 이부프로펜의 오리지날 제품입니다.

그럼 14년 후에는 어찌 될까요?

특허가 만료되는 거지요. 세상 어디에서도 독점적인 위치에 서지 못합니다. 특허 기간이 지나면 다른 제약 회사들도 이 약물을 복제해 만들 수가 있습니다.

처음 개발된 치료제를 오리지널 신약이라 하고, 오리지널의 약효를 복제해서 나온 의약품을 제네릭 혹은 복제약, 카피 제품이라고 부릅니다.

특허가 만료되어 제네릭이 출하 되기 시작하면 한 품목 당 100여개 어떤 제품은 200여개의 제네릭이 출하 됩니다.

각 제약사마다 원료 의약품를 국제 시장에서 구입하여 국내에서 정제 혹은 캅셀제로 제제화 하여 각자 회사 고유의 상품명을 붙여서 약국이나 병원을 통해서 유통되고 있습니다.

이런 경우 약국에서는 같은 1 가지 동일 약물인데 일반인은 100 가지~200 가지 서로 다른 약물로 생각하고 있습니다.

경제적인 이득도 다릅니다.

오리지날 제품의 가격을 100이라 하였을때 제네릭은 최고의 가격을 부여 한다 해도 70정도의 가격을 책정하여 줍니다. 물론 그 이하의 가격도 책정하는 경우도 있습니다.

비아그라를 보면 쉽게 이해가 갑니다.

미국의 제약기업 화이자에서 만든 제품으로 실데나필sildenafil이라는 일반명(성분명)이면서 상품명은 비아그라입니다.

특허 기간에는 그 누구도 실데나필의 물질을 판매할 수 없습니다.

화이자는 실데나필을 제조하여 비아그라 라는 상품명으로 전세계에 판매하기 시작합니다. 비아그라의 국내 가격은 12,000원 정도 였습니다.

이 가격은 화이자가 약품을 만드는데 드는 비용으로 생각하신 분들이 많습니다. 비아그라 1정에 12,000원입니다. 비아그라 1정을 만드는데 필요한 비용이 12,000원 아닙니다. 비아그라 제조 과정이 100원 대하는 여타의 정제하고는 비교도 못 할 정도로 비용이 많이 드는 걸로 알고 있습니다. 시쳇말로 만드는 원료가 좋아서 고가라고 생각 하신분도 계십니다. 그러나 약가는 그러하지 않습니다.

한국인의 경제적 수준으로 1정에 12,000원 정도를 지불하고도 비아그라를 복용할 수 있는 발기 부전 환자들의 경제적 능력을 판단하여 이 정도의 높은 가격을 책정하더라도 부담감 없이 구매하기에 충분하다는 결론을 가지고 있기 때문에 12,000원이라는 가격이 설정된 것입니다.

만약 그 까짓거 뭔데 12,000원의 비용을 지불해 하고 외면 한다는 조사가 있었다면 1정당 5,000원 정도의 가격을 산정할 수도 있다는 겁니다.

지금은 어떤가요? 실데나필 제네릭으로 국내 제약사가 팔팔이라는 상품명으로 제품의 1정 가격은 2,500원으로 비아그라의 1/5수준입니다. 더 낮은 가격의 제네릭도 나오게 됩니다.

06
현행 처방전에 적힌 이름은 상품명입니다

만약에 처방전에 실데나필이라는 일반명(성분명)을 처방하면 비아그라도 가능하고 다른 여타의 제네릭 제품도 가능 하다는 겁니다.
이른바 일반명(성분명) 처방을 하는 것입니다.

의사의 역할은 진료를 통하여 어떠한 원인을 찾아내는 것입니다.

만약 발기 부전을 호소하는 환자가 진료를 의뢰하면 어떠어떠한 원인으로 발기부전 증상임을 확인하는 것이 의사의 의무입니다.

다음은 국내에 유통 중인 해당 약물을 유추하면서 환자에게 최적의 약물을 선택하는 것입니다. 국내에서 유통되고 있는 발기 부전 약물은 실데나필인 비아그라 그리고 타나다필로 알려진 시알리스 등 5~6가지 정도입니다.

진료자의 역할은 이환자에게 어떠한 약물이 좋을까 하는 선택이 필요합니다.

여기까지가 의사의 역할입니다.

그러나 참 희한한 일이 발생합니다.

저는 발기부전인데 원장님 비아그라를 처방 받으러 왔습니다 하면

우리 2층 원장님께서는 아 그러세요 몇 개 필요하세요. 많이 해주세요. 뭐 그렇게 하시지요.

처방전을 내밉니다. 그것도 진료라고 진료비 냅니다.

이런 자존심 상한 진료비 받기 싫어 비뇨기과로 보내는 2층 원장님도 본적 있습니다.

진료도 환자 본인이하고 처방도 본인이 지명하고..... 이거 뭡니까?

비뇨기과 원장님께서 발기부전임을 진단하고 환자에게 처방전을 발행합니다. 처방전 내용에 비아그라를 처방하면 실데나필의 오리지날 제품을 선택한 것이 됩니다.

만약에 처방전에 실데나필이라는 일반명(성분명)을 처방하면 비아그라도 가능하고 다른 여타의 제네릭 제품도 가능 하다는 겁니다.

이른바 일반명(성분명) 처방을 하는 것입니다.

실데나필이라는 일반명(상품명)처방을 한 경우 환자의 견해에 따라 오리지날 제품인 비아그라를 약국에서 조제 받을 수도 있습니다. 이런 경우 경제적 부담을 환자가 부담하면 됩니다. 1정에 12,000원 부담하게 됩니다.

다른 환자의 경우 2,500 정도 부담하는 제네릭을 조제할 수도 있습

니다.

이 경우 저렴한 약가로 인해 경제적 부담이 줄어 듭니다.

처방권자가 임의로 제약회사를 지명하는 상품명 처방인 경우 당연히 리베이트의 발생 소지가 있습니다.

일반명(성분명)처방을 하는 경우 약물 선택권은 환자에게 돌아 갑니다.

리베이트 발생 소지가 없어집니다.

이것 뿐 아닙니다.

일반명 (성분명)처방을 제도화하는 경우 오리지날인 비아그라 약값의 인하도 기대할 수 있습니다.

제네릭과의 가격 차이로 인해 소비가 줄어 들면 자연히 오리지날인 비아그라 약값도 내려 갑니다. 제네릭과의 가격 차이를 줄이려고 하기 때문입니다.

반대로 오리지날 약값이 내리면 또 다시 국내 제네릭사들의 제품도 가격인하에 들어 갑니다. 오리지날과의 가격 차이가 소폭이면 제네릭을 선택하는 이점이 없기 때문인거지요.

일반명(성분명)처방이 제도화 되면 리베이트가 사라집니다.

약품의 선택권이 소비자인 환자에게 돌아갑니다.

약품의 가격이 낮추어집니다.

매달 내는 건강보험료 부담이 줄어 듭니다.

07
오리지날인가? 제네릭인가?

약효를 가름하는 원료 의약품의 제조를 제네릭 만드는 제조회사가 제조 하는 것으로 잘못 알기 때문에 오리지날을 선호 하지 않나 생각해 봅니다.
제네릭을 만드는 대부분의 제약 회사는 원료 의약품을 직접 제조 하지 않습니다.
국내 제약사는 국제 시장에서 유통되고 있는 원료 의약품을 구매하여 각자의 회사에서 제제화 합니다.

대부분 오리지날을 선호하는 경우가 많습니다.

그리 생각하는 것도 무리는 아니지요?

약효를 가름하는 원료 의약품의 제조를 제네릭 만드는 제조회사가 제조하는 것으로 잘못 알기 때문에 오리지날을 선호하지 않나 생각해 봅니다.

제네릭을 만드는 대부분의 제약 회사는 원료 의약품을 직접 제조하지 않습니다.

국내 제약사는 국제 시장에서 유통되고 있는 원료 의약품을 구매하여 각자의 회사에서 제제화 합니다. 제제화 과정이란 정제로 만들고 캅셀로 만드는 과정입니다.

이러한 과정은 원료 의약품을 만드는 과정보다 비교도 안되는 간단한 제제 과정입니다.

화이자같은 대 회사도 제제화 과정은 인건비가 저렴한 제3국을 이용하여 제제화 합니다. 2015년에 일어난 중국 천진 폭발 사고로 잔탁의 국내 공급이 중단 된 것도 이를 증명하고 있습니다. 그락소라는 외자 회사의 제품인 잔탁은 중국에서 제제화 하는 작업을 하고 있었습니다.

그렇다면 잔탁이 중국산입니까?

약효를 좌지 우지하는 원료 의약품의 질은 전세계가 동일 하다고 보면 됩니다.

약간의 미미한 차이가 있다손 치더라도 확인 하기는 어려운 정도입니다. 또한 확인할 가치도 없는 사안입니다.

비타민C를 제품화한 국내 생산업체가 자기들은 원료를 영국 모 회사에서 구입하여 제조 한다는 광고 문귀도 있습니다만 다른 제약사들도 원료 구입하는 방법은 대동소이 합니다.

모두 다 약효를 나타내는 원료 의약품은 국제 규격에 적합한 원료를 사용 한다는 겁니다.

50년대 열악한 시절에는 의약품 원료 대신 밀가루를 넣었다는 확인하기 어려운 이야기도 있지만 현재 국내 제약 제조 환경은 믿을 만한 수준입니다.

원료가 오리지날과 동일하고 제제화 하는 방법도 최고 수준인데 오리지날만 고집 한다는 것도 모순이지요. 만약 오리지날만 고집 한다면 국내 제약업은 생존 하기 어렵습니다.

국내 제약 회사는 거의 제네릭 제품에 의존하고 있기 때문입니다.

그렇습니다. 단순히 이미지 하나로 오리지날을 선호하고 제네릭을 등한시 하지 않나 생각합니다.

이젠 국내 제약사도 2차 가공의 제네릭 생산을 넘어서 오리지날 의약품 개발에 많이 진전을 보이고 있고 뚜렸한 성과를 내고 있는 제약회사도 많이 있습니다.

처방권자는 어떠한 기준으로 여러 가지의 제네릭 중에 1가지를 선택하여 처방할까요?

처방전에 사용된 상품명을 선택하는 합당한 이유가 있으면 좋은데 불행하게도 그러한 기준은 없습니다. 합당한 기준을 제시하면서 제네릭을 선택하는 2층 원장님은 본적이 없습니다. 합당한 기준이라면 제약회사와 처방권자와의 친분 관계가 있을 뿐입니다.

오리지날을 처방하느냐 제네릭 A를 처방해야 하는지 제네릭 B를 처방하느냐 고민 하신 분들도 계시겠지요, 그러나 일상적으로 어떤 점이 제일 많이 작용 하겠는지요? 친소 관계지요. 이른바 영업 사원의 역량을 많이 받지요. 자연히 댓가가 따르게 되지요.

이렇게 봅시다

제네릭을 출하하는 회사가 100개라고 합시다.

가정 해서 순서를 붙여 봅니다. 딱히 기준은 없습니다.

편이상 대중적 회사 호감도로 순서를 매겨봅니다.

제네릭 1부터 제네릭 100까지 순서로 정할수 있습니다. 상위 순서는 이른바 전통이있고 주식 시장에 상장도 되어있고 누구나 회사 상호를 대면 모두 다 인지認知하는 회사 라면 반대로 제네릭 100 근처에 위치하는 회사는 어느 조건도 탐탁치 않습니다.

만약 처방권자가 제네릭 100 회사 제네릭을 선택 했다고 한다면 제네릭 100 회사는 고맙습니다, 저희 회사 제품을 처방 하여 주셔서 대단히 감사합니다. 하고 인사만 꾸벅하면 그 처방이 이어질 수 있을까요? 지극히 당연한 댓가가 발동합니다.

제네릭 1 회사보다 훨씬 더 많은 댓가를 줄 수밖에 없습니다.

말하기 조심스럽지만 리베이트가 발생 한다는 거지요,

그렇습니다. 제네릭 1 회사가 처방 댓가로 하나를 주면 인지도가 아주 낮은 제네릭 100 회사는 둘 이상을 주어야 합니다. 제네릭 1 회사 제네릭 제품은 그런대로 약국 가에 있는 곳이 많지요, 그러나 제니릭 100 회사 제네릭은 특정한 약국 그러니까 제네릭을 처방한 의원 옆에 있는 약국에나 있게 됩니다.

이런 경우 환자가 근처 약국에서 조제 한 것을 잊고 처방전을 들고 멀리 위치한 약국에 들어가서 처방전을 내밀면 약국에서는 고개를 흔듭니다. 그 옆 약국도 그 옆 약국도 고개를 흔듭니다. 준비된 약이 없습니다. 환자는 혼자 생각합니다. 이약은 정말로 나만을 위한 특별한 약이구나 하고 온 약국을 헤메입니다. 많이 경험한 풍경입니다.

약국마다 약이 준비되어 있지 않다는 것은 이것은 제네릭 100 회사 제품이구나 하면 거의 맞습니다.

생각해 보십시오. 중요한 약을 약국에서 준비하지 않을 이유가 있겠어요?

일반명(성분명) 처방을 하면 리베이트가 발생하는 똑같은 이유가 약국에서 발생 하는거 아닌가요?

선택의 기준이 애매 한건 마찬 가지 아닌가요? 하는 의문도 가져 볼 수 있습니다.

약물의 선택권이 소비자인 환자에게로 이동한다고 말씀드렸습니다만 약물의 선택권이 약국으로 이동 한다는 생각도 할 수 있지 않나 하는 합리적 의심도 가져 볼 만 합니다.

이러한 리베이트 이동 가능성? 맞는 말입니다.

이른바 리베이트가 의원으로부터 약국으로 이동 한다는 논리입니다.

그럴 바에는 현행대로 그대로 하는 것이 맞지 않습니까? 가끔 대규모 리베이트 적발이라는 기사도 나온거 보니 언제가는 깨끗해 지겠지 하는 생각도 맞습니다.

리베이트 이동이라는 최악의 상황이 제도의 미비로 발생한다 해도 필요없는 약물의 사용은 대폭 줄어듭니다.

일반명(상품명)처방 제도는 필요 없는 약의 처방이 거의 없어지게 됩니다.

08
2층 원장님의 제네릭 선택기준

특별한 경우외 제네릭을 정하는 기준은 없습니다.
기준 정하기가 어렵습니다. 아니 기준을 정할 필요가 없습니다.
모든 제품은 국가가 관리하는 부분이니까요.

미담하나 소개해 볼까 합니다.

30대에 실직하여 절망에 빠진 어느 가장이 따뜻한 병원 원장님의 배려로 좋은 나날을 보내고 있는 이야기입니다. 30대에 실직한 가장은 지인의 도움으로 제약회사 영업 직원이 되었습니다. 영업직원은 병원이나 약국을 상대로 자사의 의약품을 소개하고 많이 사용하도록 유도하는 업무를 하시는 분이지요. 영업사원으로 열심히 일 하던 중 인간미 넘치시고 풍채도 좋아 보이시는 원장님을 알게 된거지요?

이 원장님의 병원은 규모도 크고 환자수도 많아 아마 잘나가는 병원이었나 봅니다.

영업사원이 다니던 제약회사는 지인의 도움으로 입사한 것으로 추측하건데 공채로 사원을 채용하는 회사는 아니고 제네릭 100회사에 근접

하는 제약 회사였을 겁니다.

근엄하신 원장님은 찾아온 환자들에게 처방을 하는데 영업사원이 다니는 제네릭 100 회사 제품으로만 하는 겁니다. 당근 영업실적은 어마어마한 원장님의 배려 속에 회사내 실적 1위 그래서 생긴 두툼한 보너스…. 참 고마운 원장님입니다.

TV에서 본 적이 있습니다. 비단 이 이야기 뿐만 아니라 이러한 미담 기사는 여러군데 실리고 있습니다. 실직한 가장이 일자리를 찾고 열심히 일하고 정당한 대우를 받고 가장으로의 역할도 충분히 하고 거기에 도움을 준 원장님 참 고마운 분임에 틀림없지요.

글쎄 무엇을 말하려 하신지? 모두 다 자기 일에 충실한 사람들인데요?

그 프로에 출연 중인 야구 해설가인 모 분이 한마디 끼어 들더라구요.

그 병원 환자들 필요 없는 그 제약회사 약 참 많이 먹었겠네요.

소화제부터…. 하하하.

상품명 처방은 이런게 현실입니다.

근엄하신 원장님의 생각을 정리하자면 그렇습니다.

제네릭의 모든 제품은 약효가 동일하다.

어느 제네릭을 처방하든 특별한 기준은 없다는 것입니다.

특별한 경우외 제네릭을 정하는 기준은 없습니다.

기준 정하기가 어렵습니다. 아니 기준을 정할 필요가 없습니다.

모든 제품은 국가가 관리하는 부분이니까요.

09
도진개진스키의 세파클러(Cefaclor)가(家)의 형제들

그렇다 치더라도 뭐 하나라고 콕 찍어서 쭉 가면 그래도 약국은 편하고 좋지요.
그러나 이것도 남자는 배 여자는 항구처럼 남자는 제네릭 10 여자는 제네릭 20, 혹은 동충하초처럼 여름엔 제네릭 30 겨울엔 제네릭 40... 이거 당하면 정말 미칩니다.
이거 무슨 장난입니까?

세파클러Cefaclor라는 항생제는 가장 많이 쓰이는 항생제 중에 하나입니다.

국민 항생제라고 부르기도 합니다.

미국 제약사 릴리가 오리지날 판권을 가지고 있으며 오리지날 상품명은 시클러입니다.

이른바 cefaclor가家의 장손長孫은 시클러입니다.

국내에는 릴리사와 관련이 있는 대웅제약에서 시클러라는 상품명으로 출하되고 있습니다.

14년 특허는 진작 소멸되어 현재는 제네릭 제품이 소개되고 있습니다.

그 제네릭 종류가 현재 무려 130여개 입니다.

cefaclor가家의 장손 격格인 시클러는 전관예우(특허)가 없어짐에 찬스가 기회라고 때를 기라리고 있던 130여명의 형제들이 서로가 한판 챙기려고 힘겨루기에 들어가 있는 형국입니다.

저마다의 연줄로, 저마다의 선물로 저마다의 특색을 가지고 2층 원장님 들을 공격합니다.

코딱지 만한 약국에도 세파클러cefaclor가家 형제들이 5~6명은 있습니다.

20~30여개의 세파클러 형제들이 있는 약국도 있다지요.

앞으로도 얼마나 많은 세파클러celcefaclor가家의 형제들이 나가고 들어올련지 언제나 처럼 한숨이 나오고 부아가 치민 것이 대한민국 약국의 현실입니다.

A의원은 제네릭 70을 B의원에서는 제네릭 70 그게 뭐야 무슨 그런 하류 메이커 약을 우린 제네릭 7이다. C의원은 그래도 값이 비싼 게 좋지 뭐가 제일 높아? 그래야 뭐좀 더 줄거 아닌가? 이런 식입니다.

그렇다 치더라도 뭐 하나라고 콕 찍어서 쭉 가면 그래도 약국은 편하고 좋지요.

그러나 이것도 남자는 배 여자는 항구처럼 남자는 제네릭 10 여자는 제네릭 20, 혹은 동충하초처럼 여름엔 제네릭 30 겨울엔 제네릭 40... 이거 당하면 정말 미칩니다.

이거 무슨 장난입니까?

사실 제네릭을 선택하는데 어느 의원도 원칙이란 것은 없습니다.

상품명이 아닌 성분명 처방은 치료 효과가 낮아지고 약화사고의 위험이 높아진다고 의원들은 주장합니다.

또 약품 간의 동등성 안전성이 확립되어 있지 않아 시행할 수 없다는 겁니다.

김 할머니가 A의원에서 세파클러 항생제 제네릭 100을 처방받아 복용하다가 집근처 B의원에 가서 세파클러 제네릭 1을 복용하면 위험하다는 겁니다. 김 할머니가 A의원에서 제네릭 100을 처방받았으나 A 약국에서 대체조제 하여 제네릭 1를 복용하면 위험해서 대체 조제도 않되고 성분명 처방을 해서도 안된다는 겁니다.

제네릭 100을 복용하다가 어찌어찌하여 제네릭 1을 복용하면 위험할 수가 있다는 겁니다.

정말 이럴까요? 어렵더라도 천천히 읽어 주십시오.

제약사가 제네릭을 판매 허가를 받기 전에 오리지날 제품과 동일한 효과를 나타낸다는 사실을 입증하는 시험이 약효 동등성 시험입니다. 즉 약효 동등성이란 세파클러 항생제로 오리지날 제품인 시클러와 Y 양행의 세파클러가 같은 약효를 가지고 있는지를 입증하는 시험입니다.

이러한 약효 동등성 시험에는 약물이 흡수하기 위해 잘 용해되는 것을 알아보는 붕해도 시험, 그리고 비교 용출시험이라는 이화학적 검사도 있고 생물학적 동등성 시험도 있습니다.

비교 용출시험이나 생물학적 동등성 시험에 합격하면 약효의 동등성이 확보 된다는 뜻입니다. 그런데 우리나라는 무슨 이유인지 유독 생물학적 동등성 시험을 강조하고 있습니다.

생물학적 동등성(생동성 시험)이란 약물을 복용 하였을때 혈액중의 약물의 혈중 농도를 측정하는 것입니다.

생동성 시험은 AUC Area Under the concentration-time Curve라 하여 약물 투여 후 일정 시간까지의 혈액 중 약물 농도의 합을 본다든가, Cmax Maximum observed plasma concentration는 약물 투여 후 측정한 가장 높은 혈액 중 약물 농도의 값, 그리고 최고 농도에 도달한 시간(Tmax) 등으로 평가 합니다. 해당부분 전문가 아니면 설명도 어렵고 이해도 어렵습니다.

여러 요인 등에 따라 AUC나 Cmax, Tmax의 값은 일정하지 않습니다. 타이레놀과 비교해서 같은 회사의 타이레놀을 가지고 생동성을 해도 100% 일치 하지 않습니다. 같은 사람이 같은 약을 먹고 생동성 시험을 해도 오전에 한 데이터와 오후에 한 데이터가 서로 다르다는 것입니다. 이론상으로는 100% 일치 해야 하는데 실제로는 100%일치 하지 않는다는 것입니다.

왜? 생리적 컨디션이 개인마다 다르기 때문입니다. 50kg체중과 60kg인 경우의 데이타가 똑같지 않겠지요. 데이타를 작성 추출 하기위해 생동성 시험시에는 비슷한 체중을 선택 합니다만... 실제 임상에서는 체중 조건은 더 다양하지요. 그런 저런 이유로 생동성의 인정 한계를 오리지널의 80~125% 범위에 있으면 동등한 것으로 판단하고 있습니다.

쉽게 표현해 봅니다. 최고 농도에 도달한 시간Tmax이 200분이라고 한다면 80~125% 범위인 160분에서 250분 사이에 최고 혈중 농도를 나타내면 동등하다고 본다는 것입니다. 체중, 위장상태, 체질 등을 고려 한다면 이해가 가는 부분입니다. 사람에 따라 최고 혈중 농도가 나타나는 시간이 다르지 않겠습니까? 이런 차이가 약효의 차이일까요? 단지 시간의 차이 지요. 만약 400분후에 최고 혈중 농도가 나타난다면 생동성이 같다고는 말할 수 없겠지요.

그런데 말입니다.

의사협회는 80~125% 범위를 이상하게 조작하여 가짜 뉴스를 만들어 퍼트립니다.

의사협회의 발언을 그대로 옮겨 봅니다.

만약 환자 A씨가 성분명만 적힌 처방전을 들고 약국에서 약을 짓는다고 치자, 같은 성분이라고 하더라도 약국에서 가지고 있는 복제약(제네릭)은 80~120%(80~125% 구간이 맞습니다만 의사 협회의 발표 그대로 옮깁니다)까지 효능 차이가 있다며 성분은 같아도 환자가 방문한 약국이 어떤 제약사의 약을 가지고 있느냐에 따라 환자는 다른 약을 먹게 된다고 지적했다 라면서 복제약(제네릭)은 80~120%의 범위가 약효의 범위 인양 오도하고 있습니다. 80~120%의 범위는 약효를 인정 하는 구간이 아닙니다.

생각 해보십시오. 아무리 미개발 국가라도 80~120%까지 효능 차이가 나도록 제품을 생산하는 국가가 이 지구상에 있을까요? 하물며 우리 대한민국인데... 이런 발언는 우리나라의 제약업의 수준을 비하시키는 발언이며 식약처의 품질관리 행정을 모독하는 행위입니다. 의사 협회의 80~120%까지 효능 차이가 난다면 이건 정말 심각한 일입니다.....이는 헌재 재판관 8명이 200억 받고 탄핵에 찬성했다는 가짜뉴스와 동급입니다. 최악입니다. 이런 사실을 믿는 사람도 있나 봅니다.

생동성시험에서 인정하는 80~125% 범위 구간은 제네릭의 약효의 효능을 80~125%까지 허용 해주는 것이 아닙니다.

약효를 평가하는 시험은 5% 차이에서 인정 되며 경시 변화등의 물리적 화학적 변화를 격으면서 10% 함량 차이가 나면 허가 취소의 결정을 내리고 있습니다.

제약회사 근무한지 40년전 인지라 제도가 많이 변하였겠지만 제네릭 제품 제조할 때 이렇게 하였습니다.

먼저 원료 의약품 오퍼상을 통하여 원료 의약품을 확보합니다.

이점 소비자 환자들이 착각하는 부분입니다.

세파클러 라는 원료 의약품을 제네릭을 만드는 회사가 직접 제조하는 것으로 알고 있습니다. 아닙니다. 국내 제약사가 각자의 제네릭을 제제화할 원료 의약품을 제조하지 않습니다.

원료 의약품 오퍼상을 통하여 구매 하기 때문에 제네릭 1 회사나 제네릭 10 회사나 어떤 경우에는 같은 수입선이 될 수도 있습니다. 대부분 수입선이 겹치게 되어 있습니다.

국내에 유통되는 세파클러 원료 의약품은 거의 동일한 원료라는 의미입니다.

일반인들은 엄청난 구조물을 통하여 이리저리 화학 처리 하여 항생제 세파클러cefaclor를 만들어 제품화 하는 줄 아시는 분도 계십니다. 허지만 그건 아닙니다

당연히 저렴한 가격에 믿을만한 원료를 고르는건 당연합니다.

따라서 가격등 기타 요건으로 언제든지 수입선이 달라 질수 있으며 그때 그때마다 원료가 0.01%라도 다를 수가 있다는 것입니다.

A원장이 처방한 제네릭 1이 1년이고 2년이고 똑 같을 수는 없다는 겁니다.

A원장이 선택한 제네릭 1이 그때 그때마다 0.01% 라도 서로 다를 수도 있다는 겁니다.

한번의 원료 의약품을 구입하여 제조한 것을 동일 롯트lot라 합니다. 약품을 구입하면 이러한 롯트lot 넘버가 적어져 있고 유효 연월일이 기입되어 있습니다.

같은 롯트lot끼리는 동일 약효이지만 같은 제네릭 1이라도 롯트 넘버가 틀리면 엄격한 의미의 동일 제품은 아니라는 것입니다.

물론 이러한 오차 범위 한도에서 함량의 변화는 있을 수 있습니다.

약간의 오차는 상존할 수 있다는 것입니다.

그렇다고 치료율을 현격히 떨어 뜨리는 정도로 심한 제네릭 간의 차이는 없다는 것입니다.

원료가 들어오면 약전 규격에 맞는 세파클러cefaclor가 맞는지 이화학적 검사를 합니다.

거의 틀림없이 정확합니다.

다음은 부형제와 원료 의약품을 혼합하여 빈空 캅셀에 충전합니다. 이게 끝입니다.

항생제 세파클러cefaclor 캅셀 제네릭 탄생입니다.

엄청난 기술력이 필요한 것도 아닙니다.

필요한 양만큼 빈空 캅셀에 원료 의약품이 분말을 채우면 되는 작업입니다.

국내 유통되고 있는 세파클러cefaclor 제네릭은 130여개에다 판매 부진 등의 이유로 유통이 중단되고 있는 제네릭 수도 많습니다.

아마도 모르긴 해도 원료 의약품 세파클러cefaclor를 국내에 공급하는 라인이 130개가 아닌 것은 분명할 겁니다. 그 보다 훨씬 적겠지요.

그렇다면 원료 공급선이 확률적으로 겹친다는 논리입니다.

어느 세파클러cefaclor 제네릭끼리는 원료 의약품 공급선이 동일할 수 밖에 없다는 겁니다. A 원장님이 선택한 제네릭 10이나 길 건너 있는 가정의학과 B 원장님이 선택하신 제네릭 50이나 도긴개긴입니다.

이러한 논리가 당연히 성립되는데도 제네릭 5와 제네릭 80은 서로 다른 약물이라는 것입니다. 대체 조제하면 절대 안된다는 겁니다.

원료 의약품에다 단순히 부형제만을 혼합하여 제제화한 캡셀제는 이리 저리 따질 것도 없습니다. 아주 단순한 제제화 과정입니다.

조금은 복잡한 제형인 알비스라는 위장약이 있습니다. 대웅제약이 자체 기술력으로 개발한 복합 개량신약으로 위염, 위궤양, 십이지장궤양, NSAID에 의해 발생되는 궤양 등 다양한 적응증을 가진 우수한 제품으로 한 해 250억을 달성하는 등 최근 위염 시장 확대 분위기와 맞물려 성장하고 있는 제품입니다.

특허가 종료되면서 많은 제네릭의 유통이 시작 되었습니다. 보험수가도 제법 괜찮게 받았습니다. 리베이트 좀 적당히 챙겨줘도 재미있는 제품이라는 확신이 들었는지 비온 뒤 죽순처럼 너도 나도 튀어 나오고 있습니다.

알비스, 알비라, 루비스, 라니비스, 라니비트, 엘버스, 알비무스, 라비수, 에이유에프, 수비라, 라비트라, 알비트, 알비젠, 란비스, 이디스, 라비트에이, 알비드, 알바인, 알가스. 에스알비, 에이비스, 알리타이드, 알빈스, 알비진, 알보스, 알비콘, 알록스, 알큐어, 라니트, 글로비스, 트라비스, 위수비, 트리비스, 비스란, 알니즈, 라비스큐어, 제티스, 알비큐, 비스원, 알비드, 라슈트, 슈라스, 슈라즈, 라스비, 알미소, 넥시나, 위큐, 위비스, 라니빅에스, 알비트리, 부비스, 가제트, 라세틴엠, 뉴비스, 알펜스, 아빅스, 라비원, 알비틴, 아나시드,개스포린,알비로,리니젠 등 62개입니다. 휴우....

1가지 약품에 동일한 제품이 62가지입니다. 허가를 취득하였지만 제조 판매에 기권한 제약회사 제품까지 열거하면 수는 더 늘어 납니다.

이번에는 지금 이글을 읽고 계신분이 2층 원장님이 되어 보십시오^^

소화기 궤양에 치료율이 높은 약물을 선택하고 싶은 2층 원장님이 잠깐 되어 보시는 것입니다.

62개 제품 중에서 어떤 제품을 처방하고 싶을까요?

62개의 각각의 차이점을 비교할 수 있을까요?

없습니다. 무슨 기준 일까요? 없습니다. 뭐가 있겠습니까? 아무리 생각해 보십시오.

알비스는 개량신약으로 3가지 성분을 가지는데 내핵(라니티딘)과 외핵(비스무스와 수크랄페이트)으로 이뤄져 있는 이중핵정 구조를 가진 제품입니다. 이중핵정 구조로 인하여 라니티딘과 수크랄페이트(아루사루민)를 2시간 간격을 두고 복용해야 하는 문제점을 해결한 제품입니다. 대웅제약은 2중핵 구조의 설계에 대해 특허를 취득하였습니다.

제네릭의 출시가 가능한 시점에서 2중 핵의 제형 기술이 까다로워 생동성 시험 입증에 성공한 사례는 2~3군데 정도입니다.

제네릭을 생산하는 제약회사는 이런 기술을 개발하기에는 비용이 들어 갑니다. 비용을 절감하기 위해 위탁 생산을 합니다.

대웅제약을 비롯 2-3개 제조사가 제제화하여 위탁 주문, 위탁 생산에 들어 갑니다.

이런 사실은 유통 중인 알비스 제네릭은 모두 같은 제품이라는 의미도 포함되어 있습니다. 더구나 같은 제조원의 제품은 이리 저리 따질 것도 없습니다.

대한민국에서 유통중인 알비스 제네릭은 2-3개 제조사가 제제화하여 각 60여개의 제네릭을 원하는 제약회사에 공급해준 약물입니다.

예를 들어 봅니다. 라비원은 (제조사 대웅제약, 판매사 서울제약)그리고 넥시나(제조사 대웅제약, 판매원 넥스팜 코리아)입니다. 이들 제품이 라비원, 넥시나, 알비스가 서로 다른 각각의 제품입니까? 대웅제약이 제조원으로 유통시킨 알비스 제네릭은 이외에도 아주 많이 유통되고 있습니다.

상황이 이러한데 우리 2층 원장님께서는 서로 다른 약이라고...생동성이 부적합하다고 억지를 쓰면서 제약사가 주는 리베이트 액수에 따라 처방전 밥상에 올리고 있습니다. 비단 이런 상황은 여러군데에서 나타납니다. 이 정도면 같은 약이고 같은 제조사 제품으로 다른 점은 상품명 만 다를 뿐인데 서로 다른 약이라고 주장하는 근거는 또 무엇인지 궁금합니다.

단지 상품명만 다를 뿐 모두가 개긴도긴 다 같은 제품입니다. 굳이 상품명을 지명하는 의도가 무엇이겠습니까?

일반명(성분명) 처방을 해도 모든 제품이 모두 같습니다.

콕 찍어 제품명을 처방하는 상품명 제도가 타당하다고 생각 하시는지요?

이리 제조된 제품인데 어느 제네릭을 사용하면 무슨 약화사고가 증가하고 어느 제네릭을 대체 조제하면 치료율이 낮다고 하는데 이건 억지도 너무 심한 억지입니다.

이해가 되셨는지요? 세파클러cefaclor가家의 형제들은 모두 같다는 것입니다.

혹 불량 엉터리 원료 의약품으로 세파클러cefaclor 제네릭을 제조한 제품이 있다면 이는 국가가 관리하는 겁니다. 불량 세파클러cefaclor 제네릭 제품의 식별은 2층 원장님 기분으로 하는거 아닙니다. 한의사가 한약재 구별하듯이 맛보고 요리조리 모양보고 색깔보고 제품을 구별하는거 아닙니다. 2층 원장님들 촉으로 하는 거 아닙니다.

2층 원장님께서는 제약회사 영업 직원이 가르켜준 상품명으로 처방하지 마시고 학교에서 배운 일반명(성분명)으로 처방하고 약국에서는 국가가 인정한 약품을 조제 하면 됩니다.

10
프랑스가 일반명(성분명)처방을 시행한 이유

성분명 처방은 의사를 의사 답게 만드는 제도라고 확신합니다.
금전의 유혹에서 벗어나 영혼이 있는 진료를 통하여 꼭 필요한 약물을 투여하게 하는 제도입니다. 불필요한 약물투여는 보험 적자는 물론 건강에 치명적 문제점을 남깁니다.
영혼이 담긴 처방전 발행은 보험 재정을 굳건하게 합니다.

일반명(성분명) 처방을 해야 하는 절대적인 이유가 있습니다.

필요없는 약물의 처방이 없어집니다.

약물의 과잉 투약이 절제됩니다.

결과적으로 보험재정에서 약값 지출이 현저하게 줄어듭니다.

간단한 예로 요방 병원에 입원하여 계시는 어르신들이 평균 복용하는 알약 수를 보면 얼마나 과잉 투약이 심각한지 알 수 있습니다.

일반명(성분명) 처방은 리베이트 연결 고리가 사라져 필요한 약물만 처방하게 됩니다.

영혼이 있는 처방전이 됩니다. 의원의 인격을 올려주는 제도입니다.

양식있는 의원들은 환영하게 될 것입니다.

물론 약국에서도 리베이트 고리를 척결해야하는 단서가 있어야 함은 당연한 일입니다.

불필요하거나 부적절한 약물 사용을 일컫는 과잉 투약은 비용 뿐 아니라 환자의 건강을 위협하는 치명적인 문제가 될 수 있습니다. 특히 여러 가지 약물을 동시에 복용하고 있는 노인 환자들에게는 다제투약polyphamacy으로 인한 잠재적 위험이 더욱더 높아지게 됩니다.

이 이유 하나 만으로도 성분명 처방의 이유는 충분합니다.

성분명 처방은 의사를 의사 답게 만드는 제도라고 확신합니다.

금전의 유혹에서 벗어나 영혼이 있는 진료를 통하여 꼭 필요한 약물을 투여하게 하는 제도입니다. 불필요한 약물투여는 보험 적자는 물론 건강에 치명적 문제점을 남깁니다.

영혼이 담긴 처방전 발행은 보험 재정을 굳건하게 합니다.

2015년부터 성분명 처방을 실시한 프랑스가 좋은 예입니다.

국내에는 소개 되지 않았던 당뇨병 치료제 메디에이터가 일반명(성분명) 처방 도입의 기폭제가 됐습니다.

벤플루오렉스Benfluorex라는 일반명(성분명)을 가진 당뇨 약물로 상품명 메디에이터를 오프라벨(허가외 용도)로 비만 환자에게 투약한 결과 심각한 약화로 인한 사망 사고가 연이어 발생하였습니다. 일반명 어미 orex가 비만과의 연관을 나타내는 말이기도 합니다.

프랑스 정부는 대대적인 조사를 벌인 후 이러한 비만 환자의 사망 사고가 리베이트로 인한 약품의 과소비 형태로 판단되어 이를 심각한 상황으로 인식하여 의약품 분야 제도를 180도 바꿔 버립니다.

의약품 규제 개혁 입법을 시작하게 됩니다.

의사와 제약사간 유착 리베이트가 벤플루오렉스(메디에이터) 부작용 사태의 원인으로 보고 일반명(성분명) 처방도 도입됐습니다.

늦게나마 상품명 처방의 문제점을 파악하게 된 것이지요.

영혼 없는 약물의 선택이 엄청난 결과를 가져왔습니다.

성분명 처방의 중요성을 간과하지 말았으면 합니다.

02

키즈 맘께서 쉽게 복용시키는 감기약의 진실

》 약은 한가지 이득을 주면 한 가지 유익한 작용을 앗아 갑니다.

》 우리 아이 코막힘에 교감신경 흥분시키는 약이 사용 됩니다

》 감기약에 처방되는 코 막힘 약물

》 중복 처방을 줄이는 방법은 일반명(성분명)처방이 답입니다

》 슈도에페드린(Pseudoephedrine)의 조상을 이야기 합니다.

》 기관지에 선택성인 약물(기관지 확장제)

》 2,3 종류의 기관지 확장제 처방전

》 기침 멈추게 하는 진해제(鎭咳劑)

》 항(抗) 히스타민(antihistamine)

》 우리 아이들이 잘 걸리는 수족구

11
약은 한가지 이득을 주면 한 가지 유익한 작용을 앗아 갑니다.

반면 음식은 한 가지를 먹으면 그 만큼 우리들 몸은 이득이 됩니다만 약은 그러하지 않는다는 것입니다. 그러므로 약물은 최소한의 투약이 가장 중요한 것입니다. 단 1 알의 약물이라도 필요 없으면 복용하지 않는 것이 원칙입니다.
약물의 과용은 건강을 해치는 지름길이지요.

약이란 무엇이라고 생각해요?

병이나 상처를 치료하기 위해 먹거나 바르거나 주사하는 물질입니다.

그렇지요. 좀 더 간단한 표현으로는 아플때 도움주는 것이지요?

약의 사전적 의미를 설명할 필요는 없겠지요.

우리들이 생각하는 약. 약물이란 우리 몸에서 한가지 이득을 주면 필연적으로 한가지 유익한 작용을 앗아가는 물질입니다.

반면 음식은 한 가지를 먹으면 그 만큼 우리들 몸은 이득이 됩니다만 약은 그러하지 않는다는 것입니다. 그러므로 약물은 최소한의 투약이 가장 중요한 것입니다. 단 1 알의 약물이라도 필요 없으면 복용하지 않는 것이 원칙입니다.

약물의 과용은 건강을 해치는 지름길이지요.

우리 몸에 한가지 이득을 주면 한 가지 유익한 작용을 앗아가는 물질이라는데 이런 것입니다

학교 다니실 때 교감신경, 부교감 신경이라는 말은 들어 보셨지요?

우리 몸은 뇌와 몸을 연결 해주는 와이파이가 짝 깔려 있는 형태지요.

아니 와이파이보다 빠르다는 LTE급 통신망이 있는데 이런 통신망을 신경계라고 합니다.

통신망 즉 신경계가 뇌와 몸의 모든 부분을 연결하기 때문에 작은 변화에도 우리 몸은 잘 대처하게 됩니다.

이런 신경계는 중추 신경계와 자율 신경계로 나눕니다.

자율 신경계는 다시 교감 신경계와 부교감 신경계로 나뉘는데 이들 신경계는 함께 작용하면서 내부의 장기의 운동을 활동시키기도 하고 억제 시키기도 하면서 우리 몸의 내부 기관을 조절하지요.

모두가 학창 시절에 한번쯤 들어본 말들이지요. 물론 가물 가물하지만.....

더 쉽게 하려고 해 봅니다.

교감 신경이란게 있는데 이 교감 신경계가 흥분하게 되면 우리 몸은 호랑이가 토끼를 잡아먹는 상황에서 호랑이의 상태가 된다고 해요. 이

좋은 먹잇감을 잡으려고 전투 태세에 돌입한다는 거지요.

호랑이 상태가 어떻게 변하겠어요?

눈은 동그랗게 커집니다. 심장은 두근 두근거리면서 심장 박동수가 늘어 납니다. 숨소리는 씩씩소리 냅니다. 이는 기관지가 확장되는 상태입니다.

모든 신경은 곤두서면서 혈관은 좁아집니다. 즉, 수축됩니다. 따라서 혈압이 올라 갑니다.

먹잇감을 앞에 두고 잠을 자거나 화장실에 갈일이 생기면 안되지요. 소변은 안나옵니다. 방광근을 이완 시킵니다. 잠도 오지 않습니다.

만약 무슨 이유인지 원인을 몰라도 기관지가 좁아진 상태가 되었다고 가정 합시다. 교감 신경을 흥분시키는 약물을 먹으면 기관지가 확장되겠지요.

약물 복용으로 기관지 확장은 원하는 작용이지만 교감신경이 흥분되는 상태가 다른 곳에서도 나타납니다.

심장 박동수는 늘어나고, 혈관은 좁아져 혈압은 올라가고 잠도 안오고 소변도 볼 수 없는 상태가 나타나게 됩니다. 이렇듯 원치 않는 상황이 나타날 수 있는 것이 부작용입니다.

즉 한가지 이득을 주면 한 가지 유익한 작용을 앗아가는 물질이라는 설명이 이해가 가는지요.

12
우리 아이 코막힘에 교감신경 흥분시키는 약이 사용됩니다.

대부분은 코감기 걸려서 먹는 약이 혈관과 연관되는 약 인줄 전혀 모릅니다.
약국에서 코 막힘에 사용되는 약의 원리를 설명하면 고개를 갸우뚱 한분도 있고 깜짝 놀라시는 분들도 많이 있습니다.
아무튼 코 막힘에 사용되는 약은 혈관을 수축시키는 약물로 교감 신경을 흥분시키는 약입니다.

감기에 걸렸을 때나 알레르기 비염으로 오래 동안 고생할 때 코가 막히는 경우가 있지요?

한번 쯤은 경험해 보았지요? 참 불편하지요.

이런 코 막힘에 교감신경 흥분시키는 약을 사용하는 거예요.

코 감기인데 무슨 그런 약을 먹는가요? 이해가 안가고 납득이 안가지요?

코 감기에 심장을 쿵닥 쿵닥 뛰게 하는 뭐 교감신경을 흥분시키는 약을 먹는다고???

흥분 마시고 잘 들어보세요. 나도 모르게 흥분이란 말을 하네. 아까 흥분되면 혈압이 올라간다고 했죠? 이는 혈관의 수축으로 인한 우리 몸의 변화지요. 방금 살짝 흥분 했지요, 그러면 우리 몸은 혈관을 좁이지고, 즉 수축되고 심장을 쿵닥 쿵닥 해지면서 약간 혈압이 올랐을 거예요.

글쎄 흥분되면 혈압이 올라간다는 것을 모르는 사람이 있나?

다 아는데 교감신경 흥분 이러니 더 어렵네.....그런데 코막힌 것하고 무슨 연관이 있다는 건지?

자 들어 보십시오...

해면체海綿體란 글자 그대로 바닷솜처럼 잔 구멍이 많이 뚫려있는 모양을 말하는데 우리 사람의 코 안에는 해면체 조직으로 된 비갑개鼻甲介라는 구조물이 있어 공기 유입량을 조절합니다. 비갑개鼻甲介내에 있는 혈관이 확장되면 비갑개에 혈액이 몰리고 되고 그 결과 코안이 부어서 코 안 통로가 좁아지면 자연히 공기 통로가 막히게 되는데 이것이 비鼻폐색閉塞 코막힘입니다.

아 조금 이해가 되는지요. 혈관이 확장되면서 비갑개내 공간이 좁아지고 그 결과로 공기 통로의 여유가 없어지는 상태가 코막힘이다 이거지요.

혈관을 좁아지게 하는 약물을 사용하면 혈관이 좁이진 만큼 공간이 확보되어 공기 통로가 넓어져서 코 막힘 상태가 좋아진다는 겁니다.

대부분은 코감기 걸려서 먹는 약이 혈관과 연관되는 약 인줄 전혀 모릅니다.

약국에서 코 막힘에 사용되는 약의 원리를 설명하면 고개를 갸우뚱 하신 분도 있고 깜짝 놀라시는 분들도 많이 있습니다.

아무튼 코 막힘에 사용되는 약은 혈관을 수축시키는 약물로 교감 신경을 흥분시키는 약입니다.

그러면 코 막힘 약을 먹으면 심장도 두근 두근해지고 기관지는 넓어지고 잠도 안오고 또 소변도 잘못 보고 그렇게 된다는 거예요?

그렇습니다.

감기약 하나가 이렇게 큰 변화를 가져옵니다.

참 코 감기 뻥하고 선전하는 약인지요? 그럼 그런 약물도 이런 약물입니다.

코에 직접 뿌려주는 약품을 보면 주의 사항이 있습니다.

오래동안 사용하지 않도록 하고 있어요.

혈관 수축이 비갑개 한 부분에서만 일어 나면 그래도 좋은데 우리 몸의 모든 혈관에서 전부 일어날 수 있습니다. 그러나 다행스럽게도 코 막힘에 사용되는 혈관 확장 작용은 우리 몸의 큰 혈관에서는 일어나지 않습니다. 큰 혈관은 수축시키지 않습니다. 만약 큰 혈관을 수축시키는 작용이 있다면 코 막힘에 사용하지도 않습니다. 단지 작은 혈관만 수축시킵니다.

한때 유명한 코 감기약 콘○ 600이라고 있었지요. 아주 유명한 코감기 약이였지요.

그 약물에는 코 막힘을 개선하려고 교감신경 흥분제 즉 혈관 수축제로 페닐프로판올아민PPA, phenylpropanolamine이라는 약물이 처방되어 있었는데 PPA라는 약물이 뇌혈관에서 아주 작은 혈관을 수축시키는 작용이 나타나서 이 약물을 사용하지 못하게 하는 조치를 내렸습니다. 이런 조치를 퇴출이라는 말을 쓰기도 하지요.

뇌腦 혈관을 수축시키면 어떤 결과가 올까요? 뇌졸중腦卒中이 쉽게 생각납니다. 무섭지요? 감기약 한 알에 뇌졸중....발 생....

지금도 약국에 콘○ 600이 있다고요?

지금 있는 제품은 혈관 수축 작용으로 부작용 가능성이 있는 PPA를 없애고 이름도 콘○ 골드라고 변경해서 판매되고 있어요? 제품 선전하는 것 같습니다만....

이러한 사실을 알면서도 코 막힘 증상을 없애는 약물을 쉽게 1주 2주 3주를 복용할 수 있을까요?

코 막힘 증상은 꼭 약을 먹어야만 해결 되나요?

그것도 1일 3회를 꼭 먹어야 할까요?

꼭 그러하지는 않습니다.

우리 몸은 기가 막힌 복원력과 면역 작용이 있습니다.

13
감기약에 처방되는 코 막힘 약물

애초에 슈도에페드린(Pseudoephedrin)과 페닐프로판올아민(PPA, phenylpropanolamine)은 비(卑)충혈제거제로 사용되어 왔습니다. 지금은 페닐프로판올아민은 퇴출되어 슈도에페드린 만이 사용되고 있습니다. 이와 유사한 작용을 가진 약물로 페닐에프린(phenylephrine)이 있습니다.

코 막힘 약물에 대표적인 이름으로 슈도에페드린Pseudoephedrin 이란 약물이지요. 그런 이름 들어 보지도 못했다구요? 화이투벤 이런 이름이 아니라구요?

약에는 이름이 여러 가지가 있다고 하였지요. 슈도에페드린은 일반명(성분명)입니다. 물론 상품명으로는 여러 가지가 있지요. 대표적인 상품명은 슈다페드입니다. 코감기 약으로 유명한 액티피드에도 슈도에페드린이 함유되어 있습니다.

그럼 코막힘에 쉽게 복용하는 슈도에페드린도 혈관 수축 작용으로 뇌졸중같은 부작용이 나타날 수 있을까요?

그럼요. 이론상 가능성은 있다고 보아야지요.

다만 그런 심각한 부작용은 드물다는 것이며 절대로 안전하다고는 말할 수는 없지요.

그러니까 감기약 한 알도 필요없이 먹을 필요가 없다 이거지요.

그렇다고 너무 겁내면 안되지요.

지시 용량을 지키고 오랫동안 복용하지 않는다면 괜찮으니까요?

7일 정도 적량을 복용한 경우 혈관에 대한 부작용은 거의 없다고 하는 보고도 있습니다.

애초에 슈도에페드린Pseudoephedrin과 페닐프로판올아민PPA, phenylpropanolamine은 비鼻충혈제거제로 사용되어 왔습니다. 지금은 페닐프로판올아민은 퇴출되어 슈도에페드린 만이 사용되고 있습니다. 이와 유사한 작용을 가진 약물로 페닐에프린phenylephrine이 있습니다.

페닐에프린이란 이름은 앞서 말씀 드린적 있지요. 일반명(성분명) 이지요?

이런 페닐에프린으로 만든 상품명에는 시중에서 판매되고 있는 종합감기약에도 사용되고 처방전에는 코벤. 코미 시럽등 상당히 많은 상품명을 가진 약물입니다.

교감 신경이 활성화되면 또 기억해야할 부분이 동공(눈동자 중심에 있는 원 모양의 빈 공간)이 커지면서 눈에 구조적인 변형이 생기는 것입니다. 어떤 사실에 놀라는 일이 생기면 눈이 뚱그레 진다고 하지요. 그것입니다.

우리의 눈은 교감 신경 활성화로 구조적인 변형이 생기고, 그로 인해 눈 속을 채우는 액체인 방수房水가 빠져나갈 구멍이 막히게 됩니다. 방수房水, aqueous humor란 각막 안쪽의 방에 들어참으로써 각막의 형태를 유지시키고, 투명성을 위해 혈관을 포기한 각막과 수정체에 영양분을 공급하는 역할을 합니다. 만약에 영양분 공급을 위해 방수 대신 혈관이 있다면 어떻게 될까요? 물체를 볼 때마다 거미줄 같은 혈관이 보이겠지요^^.

Aqueous humor의 humor는 유머이지만 기질 · 성질이라는 의미로도 사용된답니다.

아쿠아라는 단어는 많이들 아시는 단어이구요...

눈에 방수가 과도하게 차면 안압이 자연스레 올라가게 됩니다.

이런 부작용은 페닐에프린phenylephrine에서 많이 거론되고 있습니다.

따라서 감기약을 먹고 눈이 아프고 두통이 생기고 구토하고 시력이 떨어지고 충혈이 동반되는 경우에는 안압이 올라가지 않았는지 의심해 볼 필요가 있습니다. 그렇다고 무서워 할 필요는 없습니다. 페닐에프린을 적량 투여 시는 이런 이상반응이 나타나지 않는 안전한 약물이기 때문입니다.

용량을 지키면 안전하다면서 이런 표현을 하는 게 무슨 의미가 있는가요?

그럼요. 메스컴 등 모든 언론 기관은 의사의 진료없이 감기약을 먹는 것은 위험하다를 강조하고 있습니다. 정말 진료없이 약국에서 종합 감기약을 복용하면 위험할까요?

결론은 아니다 입니다.

설사 의사의 진료를 받는다 해도 어쩔 수 없이 나타나는 부작용은 가려낼 수 없습니다.

앞서 말한 페닐에프린으로 인한 교감신경 활성화 작용으로 인한 부작용은 아무리 용한 의사의 진찰로도 피해 갈 수 없습니다. 단지 이약이 필요한 약물인지를 인지하는 데는 필요한 요소입니다.

그러나 처방전을 보면 그러하지 않습니다.

코 막힘을 호소하는 경우를 가정합시다.

지금까지 말씀드렸지요

혈관 수축제를 사용한다고.... 그렇습니다 꼭 필요하다면 1 가지 혈관 확장제로 슈도에페드린을 처방하면 됩니다. 혹은 페닐에프린 1 가지만 처방하던지...

그런데 대한민국 소아과 대부분은 2가지 혈관 확장제를 투여합니다. 거의 그렇습니다

슈다페드 0.333정 1일 3회 3일 (혹은 코슈)

코미시럽 5cc 1일 3회 3일 (혹은 코벤시럽)

이런 형태입니다.

아까 말씀 드렸지요.

적량 투여는 위험하지 않다고...

그런데 이 2가지 약물 병용은 과도하게 교감 신경을 활성화 시키게 됩니다.

환자의 상태가 어떤 상태인지 모르고 하는 지적이여서 무리가 있을 수는 있지만 일반적인 중복 투여는 바람직하지 않습니다.

혈관 수축제 중복 처방은 아주 위험할 수도 있습니다.

예기치 않는 교감신경 활성화 작용이 나타납니다. 눈알이 커지고, 소변이 안나오고, 혈관이 수축되어 두통도 오고 혈압도 오르고 ......심장의 맥박수가 많아져서 두근 두근 심장이 뛰기 시작합니다.

반면 약국에서 취급하는 종합 감기약은 약물 내용이 철저히 검증되어 있는 처방 내역입니다. 과도한 용량, 약물의 중복 처방은 전혀 없습니다. 요즈음은 종합 감기약도 있지만 증상별로 구분하여 복용하는 감기약도 많이 있습니다. 나름 조언만 받으면 훨씬 안전한 감기약을 약국에서 복용할 수 있습니다.

왜 의원은 중복 처방을 하게 될까요?

여러 원인이 있을 겁니다.

코 막힘 증상이 심한 6세 아이가 내원하였다고 가정해 봅니다.

하나 뿐인 우리 아이 코 막혀서 잠도 못 자니 얼마나 안쓰럽겠습니까?

소아과 의사는 무슨 약을 처방해서라도 코 막힘을 해결해 주어야 합니다.

부모 입장에서는 그까짓 코막힘 하나 해결 못 한다면 그게 의사인가? 다음엔 길건너 의원으로 가보아야지.... 하는 생각이 깔려 있습니다.

의사는 진찰을 하고 처방전을 생각합니다.

슈도에페드린만 처방할까? 증상이 안 없어졌다고 항의하면 어쩌지?

그래 하나 더 추가하자 그렇지 페닐에프린 시럽을 추가 해 보자. 좀 그렇지 않나?

뭔 소리 여러 번 중복 처방해도 아무일 없는데.... 그래도 증상이 안 없어졌다고 불평하면 어쩌지? 효과는 없지만 단백 분해 소염제 **다제 0.5정 추가하자. 효과 없는 지는 알지만...

그러나 약국에서는 최소한 이러한 중복 처방 투약은 하지 않습니다.

약국에서는 증상만 없애 주는 혈관 수축제를 1일 3회 규칙적으로 복용하라고 하지도 않습니다.

증상이 있으시면 드시고 증상이 계속되면 재 투약 하시면 되는데 이때 최소 5시간 정도의 차이를 두고 드십시오 라고 복약 지도합니다.

약국의 감기 증상 없애는 약이 훨씬 안전합니다.

지금껏 이런 형태로 복용하여 왔는데 중복 처방이 무슨 큰 문제가 되나? 하고 반문하신 분도 계십니다.

감기가 코 막힘 증상만 있는 건 아닙니다. 그 외 다양한 약물이 사용됩니다, 심히 우려되는 부분이기도 합니다.

교감신경 부교감 신경이 자율적으로 균형을 잡아주면서 건강 생활을 영위합니다.

교감신경 활성도가 극히 증강된 대표적인 상황이 공황 장애입니다.

이러한 중복 처방을 막아야 합니다. 하지 않아야 합니다.

더욱 코 막힘 증상만 줄여주는데 이렇게 투약을 할 필요가 무언지 궁금하기도 합니다.

14
중복 처방을 줄이는 방법은 일반명(성분명)처방이 답입니다.

아무 생각없이 이런 감기약 먹고 소변이 나오지 않아 응급실에 가서 강제로 배뇨시키는 분들 많이 있습니다. 전립선비대증 환자는 많은 주의가 필요하고 젊고 건강한 사람도 이런 현상이 올 수 있습니다. 약국에서 소변 보는데 지장 없는 감기약 요구하신 분들 많이 봅니다.

슈도에페드린 · 페닐에프린 2가지 약물에서 파생된 상품명은 그 누구도 전부는 알지 못합니다. 중복처방인지 아닌지 쉽게 구별하려면 일반명(성분명) 처방을 한 처방전만 보면 누구든 바로 알 수 있습니다. 약국에서도 처방전에 의한 조제에 들어가기 전에 처방전에 대한 중복 처방을 쉽게 찾아내고 환자에게 이러한 사실은 고지할 수 있습니다.

현행의 상품명 처방은 이러한 중복 처방의 상황을 인지하는데는 따로 검색을 해야만 알 수 있습니다.

일반명(성분명)처방을 하면 일반인도 2가지 혈관 수축제 약물을 기억하여 쉽게 파악할 수 있습니다.

코 막힘에 사용되는 혈관 수축제는 이 2가지 뿐입니다. 절대적으로 필요한 경우가 아니면 (단순한 감기 증상에서 절대적으로 필요한 경우가 있는지는 모르겠지만) 혈관수축제(비충혈제거제)의 중복 처방을 줄이기 위하여 일반명(성분명)처방이 하나의 방법이 될 수 있습니다.

간단한 상식으로 누구든 쉽게 알 수 있기 때문입니다.

일반명(성분명) 처방 제도는 단순한 감기임을 확인 한 후에 2층 원장님은 약물 사용에 대한 경제적 이득이 없으므로 간단한 주의 점을 설명하고 처방을 하지 않는 상황도 생길 수 있습니다.

꼭 필요한 경우만 꼭 필요한 약만 처방하는 관행이 생길 수도 있습니다.

이러한 좋은 날이 오기 위해서는 증상이 신속히 없어지도록 소아과 원장님에게 은근히 약물의 과사용을 부추기는 키즈 맘 님들께서 정확한 약물 지식을 가져야겠습니다.

다른 이야기입니다만 ......

참고로 식품의약품 안전처는 안과 질환 검사시에 필수적인 동공확대에 사용되는 페닐에프린phenylephrine점안제 투여시 신생아 및 소아에서 심혈관계 부작용이 발생할 위험이 있다는 내용의 안전성 서한을 배포한바 있습니다.

이유가 무엇 이겠습니까? 교감 신경 활성화 작용으로 심장 박동수도 증가되고 혈관도 수축하게 된다는 의미입니다.

이번에는 방광 이완에 관한 부분입니다.

그럼요 아무 생각없이 이런 감기약 먹고 소변이 나오지 않아 응급실에 가서 강제로 배뇨시키는 분들 많이 있습니다. 전립선비대증 환자는 많은 주의가 필요하고 젊고 건강한 사람도 이런 현상이 올 수 있습니다. 약국에서 소변 보는데 지장 없는 감기약 요구하신 분들 많이 봅니다.

15
슈도에페드린(Pseudoephedrine)의 조상을 이야기합니다.

동양 3국중 일본은 우리나라 갑오경장 그 무렵 1890년경 마황에서 에페드린(ephedrine)이라는 물질을 찾아 냅니다. 요샛말로 풀이 하자면 창조 경제를 한거지요.
식물에서 유용한 약효를 가지는 물질을 찾아낸 것이지요. 이는 대단한 업적입니다.

슈도에페드린Pseudoephedrine 말했지요? Pseudo는 가짜라는 뜻이지요. 에페드린인데 가짜라는거죠, 짝퉁? 그러네 짝퉁에페드린? 그럼 에페드린은 뭔가.

에페드린ephedrine은 한방 약제인 마황이라는 식물에서 추출 해놓은 약물입니다.

마황麻黃은 한방에서 해소 발한제로 한. 중. 일 동양 3국에서 오랫동안 사용되고 있는 한방제입니다.

동양 3국 중에 일본은 우리나라 갑오경장 그 무렵 1890년경 마황에서 에페드린ephedrine이라는 물질을 찾아 냅니다. 요샛말로 풀이 하자면 창조 경제를 한거지요.

식물에서 유용한 약효를 가지는 물질을 찾아낸 것이지요. 이는 대단한 업적입니다.

일본은 731 부대라는 악명 높은 부대가 있다는 것 알지요?

이 731부대의 인체 실험에서 얻은 자산으로 에페드린을 분리하고 3~40년후 1940년경 에페드린을 모체母體로하여 히로뽕을 만들어 냅니다.

이는 요샛말로 신약을 탄생시킨 거지요.

일본은 종전후 731부대의 약물학적 지식을 습득한 인재들이 의과대학, 약학대학, 제약회사에 진출하여 지금은 세계 어느 나라 못지않게 신약 강대국입니다.

약물학적 지식에 대해서는 일본은 정말 대단한 업적을 쌓게 됩니다.

우리는 상투 틀고 있을 때 이미 세계적 신약을 만들었다는 겁니다.

이렇게 만들어낸 에페드린ephedrine이 교감 신경 흥분제라는 사실도 알아 낸거지요.

교감 신경을 계속해서 흥분 시키면 우리 몸은 어떻게 될까요?

기분이 좋아지겠죠 속어 쓰기가 뭐 하지만 기분이 째지겠습니다.

째지죠. 극한 상태로 좋아지죠. 뭐가 생각나는지요. 마약입니다.

일본은 이미 발견된 교감신경 흥분제를 기본으로 하여 전쟁이 한참 진행 중인 시점에 암페타민amphetamine을 만들어 냅니다. 당시에는 몸을 가볍게하여 일의 능률도 올리도 즐거움도 만끽하게 하는 명약 이였습니다. 이름도 피로를 몰아 낸다는 필로폰이였습니다.

이 필로폰이 사용되면서 마약성 약물이라는게 알려집니다. 우리도 이것을 뽕, 히로뽕이라고 합니다. 언제가 유명한 아이돌 그룹 중 한명이 암페타민을 밀반입 했다고 해서 큰 뉴스거리가 된 적도 있는 약물입니다.

감기약에서 마약을 만드다는 것이 있는데 그 약물이 이것입니다.

요즈음은 에페드린 단일제제는 거의 사용하지 않습니다. 대신 슈도에페드린을 많이 사용하는 편입니다. 마약을 만들기 위해 약국에서 슈도에페드린이 함유된 감기약을 대량 구매한다고 하여 슈도에페드린이 들어 있는 감기약을 일반약에서 처방전이 필요한 전문 의약품으로 전환시켰습니다. 대표적으로 코싹입니다.

히로뽕 때문에 감기약이 전문 의약품 된 사례입니다.

그런데 이 암페타민amphetamine은 또 한번 변신을 하게 됩니다.

흥분상태가 오랫동안 계속되면 어떻게 될까요?

잠도 안오고 스트레스받고 짜증나고 뭐 그렇게 되겠지요. 식욕은 어찌 될까요. 몸은 공중에 붕 떠있는 것처럼 식욕도 전혀 생기지 않게 됩니다.

암페타민을 변형시켜 펜터민phentermine이라는 식욕 억제제를 탄생시킵니다.

물론 이 약물도 습관성 탐익성을 가진 약물이여서 향 정신성 의약품으로 분류되며 요즈음도 비만 클리닉에서 제일 많이 처방하는 식욕 억제제 약물입니다.

비만을 병이라고 부를 정도의 환자에게만 일정한 기간 동안 처방해야 하는 약물입니다. 복용하는 기간을 엄수해야 만 합니다.

요즈음은 너무 많이 비급여 처방을 하는 경향이 있습니다. 결코 바람직하지 않습니다. 일부 비만 클리닉에서는 펜터민phentermine도 처방하면서 에페드린과 카페인이 혼합된 약을 또 처방하거나 슈도에페드린을 추가 처방합니다. 교감신경을 극도로 흥분 상태로 만들어 놓습니다. 식욕이 없어 집니다.

여기다가 수분을 빼준다고 이뇨제도 추가합니다.

필요없는 약물이기도 하고 이런 식으로 처방 해서도 안됩니다.

그것도 부족해서 처방 해서는 안되는 약물을 처방하는 정말 나쁜 분도 있습니다.

절대로 해서는 안되는 갑상선 호르몬을 처방하기도 합니다. 이건 의사면허 취소 대상입니다.

갑상선 호르몬이 과잉 상태면 100% 체중 감소합니다. 그러나 절대로 있어서는 안되는 일입니다. 물론 갑상선 기능 저하증이 원인이 되어 비만인 경우에는 절대적으로 갑상선 호르몬을 증가 해주는 약물을 선택해야지요. 이런 경우에는 일반적으로 갑상선 치료를 함으로 정상적인 체중으로 회귀하게 되는 겁니다. 비만 치료가 아니지요.

1960년대 지금부터 5.60년 전쯤 그 시절에도 비만은 여성의 적이였습니다,

날씬한 몸매를 가지고 싶은 마음은 예나 지금이나 똑 같은가 봅니다. 그 무렵 비만약으로는 갑상선 약물을 많이 사용 했었지요. 그 시절 잡지 광고를 보면 갑상선 호르몬을 복용하면 피부도 미끈해지고 체중 감소에 좋다고 하는 광고 문귀를 쉽게 볼수 있었습니다. 저도 본 기억이 있습니다.

이때 사용된 갑상선 호르몬은 소, 돼지의 신선한 갑상선에서 지방을 제거하고, 아세톤등 유기 용매로 추출한 방법으로 제조된 건조 갑상선 호르몬제로 이런 방법으로 제조된 건조 갑상선 호르몬 제제는 함량이 일정하지 않아 지금은 사용하지 않고 지금은 합성제제가 사용되고 있지요.

정말 지금 생각해보면 그런 시절도 있었네 하는 생각이 듭니다.

다시 돌아가서 마황에서 교감신경을 흥분시키는 에페드린이라는 물질을 찾아냈고 다시 에페드린에서 암페타민 즉 필로폰을 만들었고 암페타민은 다시 펜터민이라는 식욕 억제제를 탄생시켰다, 여기 까지 했습니다. 참 여기서 에페드린. 암페타민, 펜터민등의 이름은 일반명(성분명)인 것은 아시지요? 펜터민은 국내에서 50여개의 상품명으로 유통되고 있습니다. 많기도 합니다.

마황은 교감신경을 흥분시키는 작용이 있다는 것을 이제는 확실히 알겠지요?

여타의 한방제제는 대개는 건강 식품 용도로 많이 사용됩니다만 마황은 의약품외 건강 기능 식품에는 사용되면 안되는 한방 제제로 되어 있습니다.

그런데 에페드린을 사용하였던 6, 70년대에 부작용 문제가 많이 생기게 됩니다.

앞서 말한적 있는 것처럼 코가 막혀서 에페드린을 처방했는데 심장도 쿵닥쿵닥하는 상태가 된다는 거지요. 그래서 생각하게 된거지 코만 막히는데 사용하는 약물, 기관지를 확장시키는 작용만 가지는 약물, 경우에 따라서는 심장 박동수만을 늘리는 약물로 만들수는 없을까 하고 연구를 한거죠.

이런 것을 선택성이 있는 약물이라는 말을 하지요,

혈관에 선택성이 있는 약물. 심장에 그리고 기관지에 선택성이 있는 약물로 발전시키게 됩니다.

혈관에 선택성이 있는 약물이 짝퉁 에페드린이라고 했던 슈도에페드린pseudoephdrine입니다. 선택성 있는 약물이 개발되면서 에페드린을 자연히 사용하지 않게 됩니다.

16
기관지에 선택성인 약물(기관지 확장제)

미국에선 1960년대부터 감기약을 먹고 숨진 사고가 빈발합니다.
이에 따라 미국에선 2008년부터 만 24개월 미만 영 · 유아들에 감기약 사용을 금지 시킨바 있습니다. 여러 가지 약물들이 이러한 제제를 받지만 지금 말하고 있는 약물 중에 슈도에페드린, 메칠에페드린 같은 약물들은 국내에서도 만 24개월 미만의 영 · 유아들에 대한 감기약 복용을 금지하도록 했습니다.

기관지에 선택성인 약물이라 함은 교감신경 흥분시에 나타나는 여러 작용중 기관지 확장 작용만을 가지는 약물이라는 의미입니다. 선택성이 있다하여 부작용이 없다는 이야기는 아닙니다.

기관지 확장제 약물에 관한 이야기입니다.

에페드린보다 기관지에 좀 더 선택성인 약물이 메칠 에페드린입니다

메칠에페드린은 에페드린과 유사한 부작용으로 인하여 지금 현재는 세계적으로 사용하는 국가가 드물다고 알고 있습니다. 그런데 무슨 이유인지 메칠 에페드린이라는 약물이 국내에는 상당히 많이 사용되고 있습니다. 이러한 약물들은 주로 소아과에서 감기 증상에 처방되는 약물입니다.

판피린 판콜 같은 대중적으로 많이 알려진 감기약에도 처방되어 있습니다.

감기에 걸려서 소아과에 가는 어린이 환자 거의가 이러한 약물을 복용하고 있습니다.

처방전을 몰라도 한번쯤은 읽어 보는데 메칠 에페드린이라는 약은 본적이 없다구요?

약품명의 내막을 모르기 때문에 사용하지 않는 약물로 알고 있는지 모르지만 대한민국 소아과 처방전에 심하게 표현하면 100% 들어 있습니다.

실제로 미국에선 1960년대부터 감기약을 먹고 숨진 사고가 빈발합니다.

이에 따라 미국에선 2008년부터 만 24개월 미만 영 · 유아들에 감기약 사용을 금지 시킨바 있습니다. 여러 가지 약물들이 이러한 제제를 받지만 지금 말하고 있는 약물 중에 슈도에페드린, 메칠에페드린 같은 약물들은 국내에서도 만 24개월 미만의 영 · 유아들에 대한 감기약 복용을 금지하도록 했습니다.

어린이 감기약에 대해서는 만 24개월 미만은 의사 진료를 받는다 에서 만 24개월 미만에 투여하지 않는다 로 허가사항이 변경된 바 있습니다.

그런데 어떻게 처방에 이러한 약물이 그대로 사용될까요?

단서가 하나 붙어 있습니다.

다만 '꼭 필요한 경우 의사 진료를 받는다'는 문구가 삽입 됐습니다.

24개월 미만 유아는 약국에서는 직접 투약할 수 없지만 의원에서는 꼭 필요한 경우에 해당되어서 지금껏 해온 습관대로 그대로 투약되고 있습니다.

병원에 가서 의사 앞에서면 이런 불안정한 약물들이 꼭 필요한 약물이 되는 것입니다.

약국에 오면 이런 약물은 사용해서 안되는 약물이구요....

편하게 구입하지 못하게 하는 묘수는 되겠지만 좀 허무하다고 해야 하나?

2층 원장님들도 청진기를 통해서 유아의 약물 부작용 발현 유무를 알 수는 없을진데....말입니다.

메칠 에페드린보다 기관지 선택성이 더 좋은 약물들이 나타납니다.

참 선택성이 좋다는 의미는 다른 부작용이 전혀 없다는 의미는 아닙니다.

기존의 약물보다는 좀더 안전하다는 것이지요.

기관지 선택성이 좋은 약물들의 예상된 부작용은 무엇이 있을까요?

넘 어렵나? 생각해보면 쉬워요. 기관지 선택성외에 혈관이나 심장에도 선택성이 나타나는 것이지요.

기관지 선택성이 좋은 첫 번째 약물은 70년대에 등장합니다.

아루펜트라는 약인데 부작용으로 심장이 쿵쿵 닥닥 해집니다. 심장 박동수가 많아집니다.

이후에는 좀 더 안정적안 약물들이 바로 바로 등장합니다.

아토크, 베로텍등 여러 가지가 등장합니다.

소아과 다니는 키즈 맘들이 알고 있는 붙이는 동그란 패취도 이 계통 약물입니다. 국내 유통되는 패취는 전부 다 같은 1 종류 약물입니다.

소아과 다니는 키즈 맘들이 알고 있는 붙이는 동그란 패취를 기침 멈추게 하는 약으로 알고 있는데....

기관지를 확장시키는 약물이라고 했지요. 기침을 멈추게 하는 약은 아니지요.

엄마들이 우리 아이가 기침을 심하게 하는데 패취 안준다고 항의 한다던 그 약물 그 패취입니다

기관지 확장 작용을 하기 때문에 넓어진 기관지 사이로 산소 공급량이 많아지고 기관지내에 머물고 있던 가래 배출이 용이하게 합니다. 거담작용이지요, 거담 작용을 통해서 기침 횟수가 줄어드는 효과는 기대할 수 있겠지요,

기관지가 확장되면 더 넓어진 기관지를 통하여 산소 공급량이 많이 진다고 했었지요.

몸 안에 산소 공급이 많아지게 되면 지방연소 작용이 나타 납니다.

지방을 없애고 대신 근육량이 늘어 나게 되지요. 다이어트죠.

이 계통 약물을 다이어트 약물로 불법 판매하는 경우도 있습니다. .

다이어트용으로는 사용하면 안되지요.

지방이 없어지고 근육량이 많아지면 좋은 분야가 있습니다. 가축에

게 먹이는 거죠, 튼실한 1등급 근육량이 많은 육질이 탄생됩니다. 이런 육질로 조리한 음식이나 육류를 섭취하면 안되겠지요. 그래서 소등 가축에게 사용하면 안되는 약물로 정해 놓았습니다.

여름철에 먹는 냉면 육수에서 이러한 기관지 확장시키는 약물이 검출 되기도 합니다.

또 있지요. 교감신경 흥분제들은 도핑 테스트에 걸리는 약물입니다.

약물의 힘을 빌려 체력을 증가시키면 안되지요.

마황을 비롯한 기관지 확장제 아토크, 베로텍 같은 약물은 당연히 도핑 테스트에 지적되는 약물입니다.

도핑에 걸리는 약물들이 감기약에 많이 있다고들 하죠. 이런 이유 때문입니다.

도핑에 관련 없는 약물 임을 의사에게 확인하고 복용하였는데 얼마후 도핑테스트에 걸리는 사건이 보도 된적 있습니다.

이것은 기본 개념이 없는 의사의 처방이라고 할 수 있습니다. 왜냐하면 기관지 확장은 교감신경 흥분제가 가지는 작용이고, 교감 신경 흥분제는 상식선에서도 도핑테스트에 걸린다는 생각을 하지 않았다는 것은 약물에 대한 무지입니다.

요즈음은 입시 체육에서도 도핑 테스트를 한다고도 합니다.

정확한 정보를 전달해야 합니다.

그러니까 에페드린 짝퉁에페드린라고 했던 슈도에페드린 그리고 메칠에페드린 아토크 베로텍 같은 약물들은 전부 도핑테스트에 해당되는 약물이다 이거네 뭐 쉽네... 소아과 다니는 엄마들이 알고 있는 붙이는 동그란 기침약 패취 약물도 알겠지요. 그럼 이러한 약물들의 공통점은 이제는 다 아실 겁니다. 교감신경 활성화 작용입니다

교감 신경이 흥분되면 나타나는 증상을 한단계? 올려보겠습니다.

교감 신경이 흥분되면 나타나는 물질을 카테콜아민catecholamine,CA이라고 하지요.

카테콜아민CA에는 에피네프린. 노르에피네프린 그리고 도파민이 있습니다.

에피네프린과 노르에피네프린은 이름에서 보듯이 비슷하지요. 그냥 똑같이 생각해도 됩니다. 엄밀히 말하자면 에피네프린은 호르몬이고 노르에피네프린은 신경 전달 물질입니다.

즉 교감 신경 흥분 시에 교감 신경 말단에서 분비되는 물질입니다.

여기서는 에피네프린만 가지고 이야기합니다.

에피네프린epinephron입니다.

Nephron은 신장이란 의미를 가집니다. epi는 위나 바깥등을 표시합니다. 말 그대로 신장 위쪽이라는 의미지요. 무슨말 이냐고요. 신장 위쪽에 있는 부신副腎이라는 부위에서 나오는 호르몬성 물질이다 그거지요. 신장의 부속기관 즉 부신입니다.

아드레날린adrenaline이라는 말 들어 보셨는지요. Renal 신장 과 ad는 아시죠. 신장에서 분비된다는 의미지요, 에피네프린 아드레날린 다 같은 말입니다. 아드레날린이라는 말을 어느 사업 수단 좋은 사람이 특허를 내서 부득이 에피네프린으로 교과서부터 대체 표시 하기 시작했습니다. 5.60대 학교시절에는 아드레날린으로 표시 되었고 그 이후 세대는 에피네프린으로 교과서에 실렸습니다.

하여간 에피네프린은 교감 신경이 흥분 시에 나오는 호르몬으로 분류되는 물질입니다.

이 말인즉 에페드린을 복용해도, 슈도에페드린을 복용해도, 기관지 확장제를 복용해도 에피네프린이 해당 기관에 작용하게 된다는 겁니다. 다시 말하자면 에피네프린은 우리 몸에서 나타나는 반응 즉 혈관이 수축되고, 심장 박동수가 늘어나고, 기관지 확장 작용이 나타난다 이거지요

이젠 웬만큼 알겠지요.

질문 하나 냅니다.

에피네프린을 제제화 시킨 주사나 액이 있어요. 이 약물은 어디에 사용될까요?

잘 생각해 보십시오.

결코 어려운 이야기가 아닙니다.

간단한 추론 만으로도 가능한 질문입니다.

기관지 확장과 혈관 수축 작용이 있으니 코막힘에 그 정도 아닌가요?

그렇지요. 이론적으로 긴급한 기관지 천식 발작에 사용될 수 있겠습니다. 천식이란 기관지가 좁아진 상태라고 말하고 있습니다. 좁아진 기관지 사이로 나타나는 쌕 쌕 소리가 들리지요. 다음으로 외상, 코, 입, 인후두 점막의 출혈에도 가능 하겠지요. 혈관을 수축시키니까요,

그리고 드라마에서 많이 나오는 장면 중의 하나가 갑작스런 심정지 상태입니다.

심 박동수를 늘려주는 작용이 있으니까 사용합니다.

학교 등 단체급식소에서 식품 알레르기로 응급상황이 발생할 경우 신속 대처하는 약물이 에피네프린입니다.

알레르기 반응으로 인해 혈관이 확장되어 혈압이 낮아지고 기관지가 수축되어 호흡 곤란등이 나타나 심한 사람은 사망에 이르기도 합니다.

무슨 약물이 필요 하겠습니까? 혈관을 수축시키고 기관지를 확장시키야 합니다. 에피네프린입니다. 의사의 판단에 앞서 응급 시에 투약해야 하는 상황도 있습니다.

듣고 보니 쉽지요? 약 이란게 그리 어렵지 않습니다.

관심을 가진 만큼 보이는 부분도 많아 집니다.

또 있습니다. 치과에서 발치후 처방 내용을 보니 슈도에페드린이라는 약물을 복용하라는 내용이 처방전에 있다 합시다. 자주 보이는 사안은 아니지만 있습니다.

코도 막히지도 않는데 왜 일까요?

맞습니다. 혈관을 수축시켜서 지혈을 유도 하려고 하는 것입니다. 그런데 이것도 문제가 있습니다. 치과 처방전에는 대개 항생제가 들어 있습니다. 1일 3회 항생제를 복용 하라는 처방과 함께 슈도에페드린이라는 약물을 같이 복용하라고 지시합니다. 1일 3회 3일 동안.......

지혈이 되었는데 계속 혈관 수축제 슈도 에페드린을 복용해야 합니까?

아니지요? 좀더 정확한 처방이 되어야 합니다.

약국에서 이러한 내용을 환자에게 전달해도 환자의 생각에는 병원에서 필요하니까 처방 하였겠지 하고 복용하는 것이 맞다고 생각하는 사람이 많이 있습니다.

약에 대해서는 약국이 전문가입니다.

약국의 설명에 귀를 기울여 주십시오.

참 잇몸약이라고 하면서 온 국민이 많이 아는 약있죠? 이*탄 말입니다. 그 약에 카바조크롬cabazochrom이 들어 있는데 카바조크롬도 에피네프린과 동의어로 보셔도 됩니다. 물론 에피네프린처럼 강력한 혈관 수축 작용은 없지만 혈관 수축 작용이 있어 잇몸 출혈에 좋다고 광고를 하는 제품이지요

17
2.3 종류의 기관지 확장제 처방전

기관지 확장제를 2가지 혹은 3가지 약물을 한꺼번에 투여하는 처방전이 유독 소아과 처방전에서 흔하게 만날 수 있습니다.
2~3가지를 동시에 투여 하는 것은 직접적인 에피네프린을 투여 하는 것은 아니지만 위험한 일이 발생할 수 있습니다. 기관지 확장제 2~3가지 투여는 2중 3중의 에피네프린을 복용하는 것과 다르지 않습니다.

우리 아이가 코가 막혀요 그리고 기침도 하네요 하면 혈관 수축제 외에 당연히 약물의 추가 들어 갑니다. 경우에 따라 기관지 확장제 투여가 이루워 집니다.

에피네프린 기억하시지요. 교감신경 흥분시에 분비되는 호르몬이라고 했습니다.

기관지 확장제 약물은 에피네프린 작용을 가집니다.

벌집 모양의 화학 구조 아시지요.

모든 기관지 확장제는 에피네프린과 화학 구조도 아주 유사합니다.

그래서 설명서를 보면 에피네프린을 투여 받은 환자는 절대 금기입니다 라고 표시되어 있습니다. 절대 금기라는건 같이 복용하면 불행한 상황이 나타 날 수도 있다는 겁니다.

이런 기관지 확장제 약물은 진료한 결과 필요하다면 투여 하면 됩니다.

의미 그대로 알레르기나 기타 외적 요인에 의해 좁아진 기관지를 넓게 해주는 작용이 있습니다.

그런데 이러한 기관지 확장제를 2가지 혹은 3가지 약물을 한꺼번에 투여하는 처방전이 유독 소아과 처방전에서 흔하게 만날 수 있습니다.

2~3가지를 동시에 투여하는 것은 직접적인 에피네프린을 투여하는 것은 아니지만 위험한 일이 발생할 수 있습니다. 기관지 확장제 2~3가지 투여는 2중 3중의 에피네프린을 복용하는 것과 다르지 않습니다.

에피네프린을 심정지에 사용 한다고 했지요.

심박수 증가를 가져와 부정맥 증상을 야기 하여 위험해 질 수 있습니다.

의사 표시에 더딘 유아들이 감기약 복용 후에 가슴이 두근두근 한다고 생각해보십시오.

유아들은 적당한 표현을 못합니다. 그저 울기만 할 뿐입니다.

만약 외국 의사분이 기관지 확장제 2. 3가지 투여된 처방전을 보면 정말 놀랍니다.

정말입니다.

그러나 우리는 일상입니다.

기관지 확장제는 흡입제, 경구용으로 그리고 붙이는 패취와 시럽의 형태 4가지로 유통되고 있습니다.

흡입제는 벤토린이라는 상품명으로 사용되는데 천식 발작으로 인해 호흡곤란에 빠진 응급상태에 흡입시킴으로 순간적으로 기관지를 확장 시킴으로 호흡을 용이하게 하는 방법에 사용됩니다.

다음으로 많이 사용된 약물 패취입니다.

툴로부테롤Tulobuterol이라는 일반명(성분명)을 가진 약물로 호쿠날린, 브레톨등 국내에는 30여가지 상품명이 있습니다. 몇 개의 제조회사가 위탁을 받아 생산하는 방식입니다.

국내에서 유통되는 기관지 확장제 패취제는 1가지 약물로 상품명만 다를뿐 어느 것이나 전부 동일한 약물입니다.

넓어진 기관지로 인하여 가래의 배출이 용이해지므로 기침을 줄이는 경향이 있어 소아과 다니시는 키즈 맘들에게 기침 멈추는 약으로 소문이 나 있는 약입니다.

정확히 표현하면 기침을 멈추는 진해제는 아닙니다.

소아과는 패취를 처방하는 의원과 패취를 처방하지 의원으로 구분한다는 이야기가 있을 정도로 어린이 기침에 선호하고 있으며 패취제를 처방해 달라고 강요하는 키즈 맘들로 계신다고 합니다. 경구용으로 기관지 확장제를 투여 했는데도 추가해서 패취를 처방하는 것은 좋지 않습니다. 기관지 확장제를 2. 3가지 심지어 4가지가 처방된 처방전도 보인다고 합니다.

위험한 일입니다. 가루약에 넣어 있고, 시럽으로 들어가고 그것도 부족해서 붙이고..... 이러한 처방형태는 전 세계적으로 없는 경우입니다.

처방을 낸 의사도 약사도 더구나 일반인들 모두 다 상품명으로만 기재된 현행 처방전을 보고는 기관지 확장제가 몇 개 처방 되었는지 판단 하기가 쉽지 않습니다.

그러나 일반명(성분명)처방을 하면 쉽게 구분이 됩니다.

과처방된 약물을 쉽게 알 수있게 하는 제도입니다.

호쿠날린 패취는 일본에서 개발되었으며 이러한 패취를 사용하는 나라는 몇 국가가 안됩니다. 치료효과를 기대하기 어렵다운 이유로 많은 국가는 판매를 허가 하지 않고 있습니다. 공인하지 않는 것은 합당한 이유가 있다 봅니다. 유독 우리나라만 너무 많이 사용되고 있습니다. 소아의 급성 기침 완화 목적으로 이러한 패치를 사용하는 것은 합당하지 않습니다.

감기 걸리면 잘쉬고 잘 먹으라고 하지요.

잘 쉬라는 의미는 여러 가지가 있지만 충분한 수면입니다.

우리 아이들 감기약에는 교감 신경을 흥분시키는 약물이 넘치는데 수면을 취할 수 있겠습니까.

성인인 경우는 그래도 괜찮습니다. 자기 의사를 잘못 표현하는 우리 아이들 뒤치다 꺼리다가 날 셉니다. 어떤 부모님들은 시간 맞추어 약 먹인다고 잠자는 아이 깨워서 교감 신경 흥분제 왕창 먹이고 잘 자라고 토닥 토닥 해줍니다. 잠이 오겠습니까?

18
기침 멈추게 하는 진해제(鎭咳劑)

기침은 가래를 배출하기 위한 몸짓입니다, 그러므로 가래 배출을 용이하게 하기위해서는 무분별한 진해제를 투약은 안됩니다. 기침은 우리 몸의 순기능입니다.

감기의 대표적인 증상 기침을 이야기 하려 합니다.

8주 이상 지속되는 만성 기침의 경우에는 예외로 하고 여기서는 상기도 감염에 의한 3주 미만의 급성 기침에 대한 이야기입니다. 급성 기침은 대부분 시간이 지나면 좋아지므로 대부분은 대증 치료를 하면 됩니다.

밤 세워 들리는 아이들의 기침 소리에는 마음이 답답함을 느끼게 합니다.

기침에 좋은 약은 없나요? 하는 질문이 많이 있습니다. 한 알의 약으로 기침을 멈추게하여 깊은 잠을 자게 하고 싶은데 말입니다. 이리 답답한데도 기침에 사용하는 신약은 세계적으로 없습니다.

항암제는 나와도 새로운 기침약은 안나오지요, 앞으로도 나오지 않습니다.

왜 그런지 아세요?

기침은 우리 몸에서 순기능입니다.

심하게 강조하자면 기침을 안하면 큰일 난다는 뜻입니다.

그런데도 억지로 기침을 안하게 하는 진해제를 복용시킵니다.

기침을 분류하는 방법중 한가지는 생산적인 기침과 비(非) 생산적인 기침으로 분류 하기도 합니다. 생산적인 기침 즉 의미 그대로 기관지내에 갇혀있는 가래를 배출하기 위한 기침이지요. 비생산적인 기침은 그 반대 개념이겠지요. 자극에 의한 기침 혹은 결핵 환자에서 보이는 기침입니다.

생산적인 기침인데 기침을 하지 못하게 하는 진해재(기침약)을 복용하면 어떻게 될까요?

가래가 기관지내에서 배출되지 못하게 됩니다.

그 결과 가래에서 발생될 수 있는 세균들에 의해서 경우에 따라 폐렴도 생길 수가 있게 됩니다.

반대로 이른바 비생산적 기침에 진해제를 사용함은 문제점이 없겠지요.

비생산성 기침은 원인에 따라 원인을 해결하면 되는 기침이지요.

문제는 생산성 기침에다 진해제를 마음껏 처방한 점이지요,

기침은 가래를 배출하기 위한 몸짓입니다, 그러므로 가래 배출을 용이하게 하기위해서는 무분별한 진해제를 투약은 안됩니다. 기침은 우리 몸의 순기능입니다..

국내에서 유통되는 전체 약물 중에 가격을 떠나서 제일 많이 사용되는 처방약이 무엇인지 아세요?

진해제입니다. 정말로 진해제가 1등 일까요?

코푸정. 고대원등 여러 이름으로 처방되는데 전부 다 같은 내용으로 이러한 진해제가 제일 많이 처방된 약이랍니다.

이는 기침하면 무조건 기침을 멈추게 하는 진해제를 써서 기침 소리를 나지 않게 해야만 하는 이유가 있을 거고... 아무 대비없이 아 기침하세요? 그럼 이약 드세요 하는 분을 너무 많이 보고 있습니다.

물론 기침약(진해제) 2. 3일 먹었다고 당장 무슨 현상이 나타나서 문제를 일으킨 것은 아니지만 약 한 알도 의미를 가지고 정확하게 사용해야 한다는 정신에는 위배되는 거지요.

등을 툭 치면 가래 한 웅큼 금방 튀어 나올 듯하면서 기침하는 경우 이러한 진해제를 쓰면 안됩니다. 거담제를 사용해야 합니다. 거담이 되면 자연히 기침은 사라 집니다.

수많은 거담제가 있습니다만 좋은 거담제는 없습니다. 어떤 임상가는 어느 거담제도 물보다 좋은 거담제는 없다고 하신 분도 있습니다. 거담에는 수분 보충이 최고다 이거지요.

기침이 심하면 민간약으로 배를 갈아 먹지요? 당분을 보충해서 기도

의 자극을 없애고 수분을 보충해서 거담을 시키는 목적이라고 보면 맞습니다.

가래가 목에 걸려서 안나오면서 가래를 배출하기 위해 기침하는 경우는 진해제는 적합하지 않다는 것입니다.

이렇게 쉬운 걸 이해 못하면서 기침도 안나오게 못 한다고 돌팔이 의사 만들고 돌팔이 의사 안될려고 무조건 진해제 처방하고 그렇게 되면 낫지 않고 20일 이상 기침하면서 고생해요. 이런 경우 무조건 약물 끊고 수분 섭취하고 휴식을 취하면 가래가 사라지면서 기침이 멈춥니다. 이게 우리 몸의 면역력 복원력이지요. 면역력 복원력 놀랄 정도로 아주 강합니다.

교과서에도 기침 시작해서 1주일 혹은 2주일은 그대로 경과를 보고 그 이상인 경우 병원을 찾아라 하는 대목이 있습니다. 그런데 우리는 기침 한번 하면 병원으로 약국으로 달려 갑니다. 안타깝습니다. 기침은 우리 몸에서 없어서는 안되는 순기능입니다.

진해 거담제라는 단어가 있습니다.

진해 거담제는 진해제 혹은 거담제라고 해석해야 됩니다.

진해제 와 거담제 즉 기관지 계통의 약물이다 이렇게 보아야 합니다.

진해가 됨으로 거담이 되는게 아닙니다.

약국은 진료를 하지 않는 곳이라 뭐라 딱히 할 말은 없지만 환자의 상태를 보면 가래가 굴렁 굴렁 곧 나올 것 같은 경우나 가래를 뱉어 내기 위해 기침 하면서 애쓰는 환자를 볼때 진해제를 투여하기에는 갈등이 생깁니다. 정확한 약물 선택이 요구됩니다. 그리고 약국의 의견도 참고하시면 좋습니다. 만약 임상적 자료에 의하여 내린 처방전이라면 이런 의견을 피력하는 것은 있을 수 없지만 간단한 대면으로 판단할 수 있는 사안 이기에 이 정도의 조언은 가능하다고 생각합니다.

무엇이 진해제인지 무엇이 거담제인지 알 수가 없습니다.

그렇지요. 약국에 문의 하십시오. 그리고 조언을 구해 보십시오.

감기약 한 알도 정확한 투약을 원한다면 약국의 의견도 청취하는게 맞습니다.

처방과 조제의 분리는 양쪽의 의견 즉 의학적 지식은 병원에서 약물학적 의견은 약국에서 조화롭게 이루워지면서 환자에게 양질의 의료. 약료 서비스를 제공하는 것이 의약 분업의 본질이라 생각합니다.

19
항(抗) 히스타민(antihistamine)

기침 몇 번에 소아과로 달려가고 콧물 한 방울, 재채기 한 번에 감기약 안먹이면 큰일나는 것으로 알고 있는 키즈 맘들을 많이 봅니다. 과연 그럴까?
히스타민은 면역 반응에 꼭 필요한 물질입니다. 다만 과한 히스타민이 유출되어 불편한 증상이 나타났을때 복용하는 약물입니다

히스타민histamine이란 단어를 들어 보았을겁니다.

히스타민은 인체에 필요한 물질입니다.

히스타민은 알레르기 물질에 반응하게 됩니다.

알레르기 물질이 몸에 들어오게 되면, 우리 몸 안에서는 백혈구를 동원하여 제거하려고 합니다. 히스타민은 모세혈관을 확장시키는 작용이 있습니다.

모세혈관의 확장으로 인하여 자연스럽게 확장된 틈 사이로 백혈구의 이동이 활발해 집니다.

이런 작용은 자연스러운 면역 반응입니다. 면역반응으로 히스타민이 방출되는 것입니다.

이런 히스타민이 과잉 작용을 하게 되면 우리 몸 여기 저기에서 어떤 일이 벌어집니다.

히스타민이 분비되면 면역 반응의 민감한 부작용으로 알러지 반응이 나타납니다.

피부에서는 히스타민에 의해 모세혈관의 투과성이 강해져서 피부가 빨갛게 되거나 부어 오릅니다. 두드러기입니다. 피부신경을 자극하며 근질하고 가려워 집니다.

장腸에서 히스타민을 방출하면 장 주위를 둘러싼 평활근이 수축됩니다.

설사와 복통이 일어납니다. 음식물 알레르기입니다.

혈관에서 히스타민의 과잉작용은 가장 무시무시한 경우입니다.

히스타민은 우리 몸 전신의 모세혈관의 투과성을 엄청 높여서 체액이 혈관 밖으로 누출되어혈압이 갑지가 떨어지고 쇼크가 일어 납니다.

이것이 아나필락시스anaphylaxis라고 합니다. 알레르기 쇼크입니다.

이러한 히스타민의 과잉 작용의 증상이 가벼우면 문제가 되지 않으나 그 정도가 심해지면 항 히스타민이라는 약물을 사용하게 됩니다.

알레르기의 여러 가지 불쾌한 증상들이 다 히스타민 때문입니다.

눈물 콧물을 멈추려면 히스타민이 과잉 작용을 못하게 하면 됩니다.

항 히스타민제란 히스타민 수용체(리셉터)에 히스타민 대신 붙어서 히스타민의 반응을 방해하는 약물을 말합니다.

수용체(리셉터)는 세포막에 있으며 세포막에 있는 수용체와 결합하여야만 세포 핵으로 고유의 신호를 전달하게 됩니다. 히스타민 수용체와 결합하여야만 핵으로 히스타민이 가지는 신호를 전달하게 된다 이

겁니다.

이러한 수용체를 열쇠와 자물쇠로 설명하곤 합니다. 짝이 맞아야 된다는 말입니다. 히스타민은 히스타민 수용체(리셉터)에만 가서 붙을 수 있다는 것입니다.

히스타민 수용체에 달라붙지 못하게 하는 약물을 항 히스타민이라고 합니다.

항 히스타민은 콧물 재채기등의 가벼운 증상부터 모든 알레르기에 사용되는 약물입니다.

알레르기 비염 환자가 히스타민의 과잉 분비로 인해 콧물, 재채기, 가려움, 등의 증상이 있을 때 히스타민이 더 이상 작용하지 못하게 하여 증상을 없애는 것입니다.

항히스타민제는 1세대 약물과, 2세대 약물로 크게 나눌 수 있습니다.

1세대는 뇌의 방어막인 뇌혈관장벽 BBB[Blood Brain barrier]을 통과할 수 있어서, 뇌에 작용하여 졸림의 부작용을 보입니다.

뇌에 혈류를 공급하는 뇌혈관은 다른 혈관들과는 좀 다른 특별한 구조를 가지고 있어서 웬만한 의심스런 물질은 잘 통과시키지 않습니다. 인간의 뇌는 소중하니까 이런 보호 장벽이 만들어져 있습니다. 이런 특징적 구조를 BBB[blood brain barrier]라고 하는데 고전적인 1세대 항히스타민제들은 이 BBB를 쉽게 통과하는 경우가 많아 졸음을 유발시킵니다.

코 감기약이나 가려움에 사용하는 피부약을 먹으면 졸린다고들 하지요, 이런 이유입니다.

액티피드에 함유된 트리프롤리딘triprolidine이나 판피린. 판콜에 그리고 종합 감기약에 들어있는 클로르페니라민chlorpheniramine이 항히스타민제입니다

그 외에도 피프린히드리네이트(푸라콩), 디펜히드라민diphenhy-dramine가 있습니다. 클로르페니라민과 푸라콩, 디펜히드라민에 대해 식약처(KFDA)은 15년에 2세 미만의 영.유아에게는 투여하지 않는다는 고시를 내린바 있습니다. 단 의사의 진료에 의해서는 처방 한다하여 예전과 같이 유통되고 있으며 다만 약국에서만 원척적인 판매를 봉쇄하고 있습니다.

항 히스타민은 복용시에 개인마다 차이를 많이 보입니다. 널리 알려진 액티피드 1정에 아무렇지도 않는 사람이 있는가 하면 어떤 사람은 반 알만 먹어도 거의 죽음인 사람도 있습니다. 여타의 1세대 항 히스타민 반 알에도 헤롱 거리는 사람이 있는 반면 아무렇지도 않는 분도 있습니다. 때문에 복용 후에는 기계 조작이나 운전등을 해서는 안됩니다.

약물이 BBB를 통과하기 때문에 졸음이 나타나게 되는데 이러한 졸음을 없애는 항 히스타민은 없을까 하는 의문이 생기게 됩니다. BBB를 통과하지 못하게 만든 약물이 탄생하게 됩니다. 기존의 항 히스타민제보다 졸음이 오는 부작용이 훨씬 덜합니다. BBB를 통과하지 못하도록 함으로써 중추신경계 부작용을 현저히 줄인 항 히스타민제를 2세대 항 히

스타민제라 합니다.

2세대 항 히스타민은 는 BBB를 통과하는 능력이 떨어져서 1세대 항 히스타민에 비해 졸음의 부작용이 없거나 덜 합니다.

세티리진(지르텍),레보세티리진(씨잘), 펙소페나딘(알레그라), 로라타딘(클라리틴), 데스로라타딘(클라리넥스), 아젤라스틴(아젭틴), 미졸라스틴(미졸렌), 에바스틴(에바스텔), 베포스타틴(타리온)등의 오리지날과 제네릭이 유통되고 있습니다.

기침 몇 번에 소아과로 달려가고 콧물 한 방울, 재채기 한 번에 감기약 안먹이면 큰일나는 것으로 알고 있는 키즈 맘들을 많이 봅니다. 과연 그럴까?

히스타민은 면역 반응에 꼭 필요한 물질입니다. 다만 과한 히스타민이 유출되어 불편한 증상이 나타났을때 복용하는 약물입니다.

콧물 감기의 경우, 항 히스타민제가 꼭 필요하지는 않습니다. 그럼에도 불구하고 거의 모든 감기환자에게 사용되고 있습니다.

감기 때 콧물이 나는 것을 억지로 막을 필요도 없구요 그렇게 한다고 해서 빨리 낫거나 증상이 덜해지거나 하지도 않습니다.

항 히스타민제를 복용하면 콧물이 말라들어 갑니다. 항 히스타민은 우리 몸에 있는 분비물을 줄이기 때문입니다. 콧물만 마르겠습니까? 코 점막의 건조를 유발하기도 합니다.

코 점막이 건조해지면 점막의 보호 기능이 약해지기 마련입니다. 점막의 기능은 우리 몸안에서 면역을 담당하는 1차 전선戰線입니다. 에어컨 틀어 놓고 잠을 자면 목에 이상이 옵니다. 이는 목 안에 점막이 건조해지기 때문입니다.

기본적인 면역 활동을 위해서는 도에 넘치는 항 히스타민 복용은 삼가 하는 것이 좋습니다.

20
우리 아이들이 잘 걸리는 수족구

홍역처럼 1가지 바이러스가 일으키는 질환은 한번 걸리면 면역이 생겨 재 감염 되지 않지만 수족구처럼 2가지 다른 균이 일으키는 경우는 재 감염이 안된다고 할 수는 없습니다.

수족구 병의 원인이 되는 바이러스 중에 가장 유명(?)한 것은 콕사키 바이러스와 엔테로 바이러스입니다.

과거 가장 흔한 원인으로 지목된 콕사키 바이러스에 의한 수족구는 대부분 7~10일이면 자연 치유 되었습니다. 이에 비해 엔테로 바이러스에 의해 발생하는 수족구병은 콕사키바이러스에 의한 것보다 더 자주 위중한 임상경과를 보이는데, 특히 어린 아이에서 높은 비율로 신경계 합병증을 일으켜 갑작스런 사망을 유발시키기도 합니다.

국내에서도 2009년 5월에 12개월 여아가 엔테로바이러스에 의한 수족구병의 신경계 합병증으로 사망한 사례가 보고되기도 했습니다. 국내에서도 최초의 사망자가 발생함에 따라 과거 수족구는 저절로 나을 수 있는 질환에서 무서운 질환으로 인식이 바뀌었습니다.

엔테로바이러스Enterovirus의 entero는 장腸, intestine과 관련되어 있습니다.

겨울에는 독감 바이러스가 유행하듯이 날씨가 더워지면 장 바이러스가 유행을 합니다.

5월부터 유행 하던 수족구도 날씨가 고온화 되어 유행 시기가 앞 당겨 지고 있습니다.

장에서 번식하여 대변으로 배설 되므로 오염된 물이나 음식, 더러운 손을 통해 전염되며 호흡기를 통해서도 전염됩니다.

성인은 잘 걸리지 않지만 면역력이 약한 경우 성인도 드물게 걸리는 사람도 있습니다.

그러나 성인은 감염이 되어도 거의 증세 없이 지나갑니다.

하지만 당뇨병, 신장 투석, 항암 치료를 받은 경우 등 면역력이 떨어진 성인 역시 수족구병에 전염될 수 있습니다. 분변 또는 경구(호흡기) 경로를 통해 사람에서 사람으로 전염이 이루어집니다.

엔테로바이러스Enterovirus는 옆에 감염된 아이가 있으면, 그 아이의 타액이나 변을 통해 다른 아이에게 전염이 됩니다. 감기를 일으키기도 하고, 수족구를 일으키기도 하고, 설사를 일으키기도 합니다. 대부분은 가벼운 증상으로 끝나지만 심한 경우 무균성 수막염이나 뇌염 등이 발생하며 면역 체계가 아직 발달되지 않은 신생아가 걸리면 사망할 수도 있습니다.

엔테로 바이러스의 카테고리에는 두 가지 외에도 폴리오(소아마비) 바이러스와 에코 바이러스 등이 있습니다. 이들이 일으키는 병중에는 급성 출혈성 결막염(아폴로 눈병)도 포함돼 있습니다.

홍역처럼 1가지 바이러스가 일으키는 질환은 한번 걸리면 면역이 생겨 재 감염 되지 않지만 수족구처럼 2가지 다른 균이 일으키는 경우는 재 감염이 안된다고 할 수는 없습니다.

이들의 특징은 효과적인 치료제가 별로 없다는 것입니다..

따라서 수족구 병의 치료란 기본적으로 대증 요법입니다.

감기 걸린 아기와 마찬가지로 물을 많이 먹이고 쉬게 해야 합니다. 열이 많이 나는 경우 해열제를 사용하시고 그래도 열이 떨어지지 않으면 옷을 벗기고 미지근한 물로 닦아주십시오. 아이가 수족구병에 걸렸으면 잘 먹여야 합니다. 하지만 입안이 아픈 아이가 잘 먹을 수는 없습니다. 아이스크림같이 찬 것을 먹이면 입안에 얼얼해져 아픈 것도 좀 잊습니다. 맵고, 시고, 자극적인 음식보다는 담백한 음식이 좋습니다.

치료제에 대한 가이드라인이 아직 정립되어 있지 않습니다

03

내성이 우려되는 항생제와 항진균제

» 세포벽합성을 억제하여 세균을 죽이는 항생제

» 단백질 합성을 억제하는 항생제

» 항생제 복용 방법

» 항생제의 선택 기준

» 퀴놀론계 항생제

» 항진균제(무좀약) 이야기입니다

21
세포벽합성을 억제하여 세균을 죽이는 항생제

평소에 항생제를 거의 안 먹었기 때문에 나는 항생제 내성 걱정이 없다 이런 말 하시는 분 계십니다. 항생제 내성이라는 것은 세균한테 발생하는 내성입니다. 항생제를 복용하였던 안했던 간에 자기 몸안에 생기는 내성이 아닙니다

감기에 항생제를 투약하는 것은 모순이 있다고 하는 사람이 많은데 어느 것이 맞는지요?

단순 감기는 모든 사람이 알다시피 바이러스에 의한 감염입니다.

초 가을부터 시작되는 대한민국 어르신들의 년중 행사가 독감 예방 주사 맞는 겁니다.

이때 예방 주사는 바이러스와 연관이 있는 주사입니다. 감기는 바이러스에 의해 감염되므로 항 바이러스를 사용해야 합니다. 그러나 감기 바이러스를 죽이는 약물은 아직은 없습니다. 여기까지는 다 아는 이야기입니다. 바이러스에 의한 감염으로 감기가 시작 되었지만 어떠한 요

인으로 세균 감염이 의심되면 항생제를 투여하는 것이 맞습니다.

항생제 투약을 놓고 맞다 틀리다는 의견을 제시 하기는 어렵습니다.

감기와 관련된 질환에 항생제 투여는 진료인의 고유 권한으로 받아드려야 하기 때문입니다.

그렇지요. 그러나 전후 사정 없이 무조건 항생제를 투약하는 경우를 많이 봅니다,

그래서 공단에서는 항생제를 많이 처방하는 의원을 공개하고 있습니다.

그나저나 항생제 라는게 뭐에요? 미생물에 의하여 만들어진 물질로서 다른 세균같은 미생물의 성장이나 생명을 막는 물질이라고 하면 될듯한데..

결론적으로는 세균을 죽게 하는 약물 그겁니다.

세균의 기본 단위는 세포입니다.

물론 인간의 기본 단위도 세포지요. 세균의 세포를 공격하면 세균은 살아 남지 못합니다.

세포는 2종류가 있습니다.

원핵 세포와 진핵 세포로 나눕니다.

원핵 세포는 말 그대로 핵이 원시적 형태를 갖는 세포이고 진핵세포는 핵이 진짜로 좋다 이런거지요.

원핵세포가 진화해서 진핵 세포가 되었다고도 볼 수 있습니다.

원핵세포는 세균류이고 진핵세포는 인간, 곰팡이류가 해당됩니다.

항생제를 이야기 하는데 웬 세포 이야기인가 하실 겁니다.

세포를 이해해야 항생제를 이해 하기 쉬워요.

세균의 세포를 공격하기 위해서 인간의 세포와 다른 점을 찾아서 공격하는 방법을 씁니다.

세균의 세포를 공격하는 방법이 인간의 세포를 공격하면 큰일 나지요.

세균의 세포와 인간의 세포와 차이점이 무엇 일까요?

원핵세포와 진핵세포의 차이점이 무엇인가 하는 물음과 같습니다.

맞습니다. 여러 차이점이 있지만 원핵세포는 세포벽이 있고 진핵세포는 세포벽이 없는 것이 아주 중요한 차이 점입니다. 인간이 가지는 진핵세포는 세포막이 존재합니다.

세포벽의 유무를 이용하여 항생제를 제조 하여 사용하게 됩니다.

원핵 세포의 세포벽을 만드는 물질이나 세포벽 합성에 필요한 효소 등을 못 생기게 하면 자연히 원핵 세포는 죽게 됩니다. 반면 인간에게 있는 진핵 세포는 세포벽이 없기 때문에 세포벽을 공격하는 물질이 체내에 들어와도 아무런 피해가 발생하지 않게 됩니다.

세포벽 합성을 억제하는 방법으로 제조된 항생제가 가장 광범위하게 사용되고 있습니다.

세포벽을 합성을 억제하여 세균을 사멸시키는 항생물질은 페니실린

계통의 약물들입니다.

이러한 항생제들은 살균성 항생제라 합니다. 아주 빠르게 세균을 사멸시킨다는 의미입니다.

푸른 곰팡이에서 발견한 페니실린pennicilline은 푸른 곰팡이가 그림 그리는 붓 즉 pencil처럼 생겨서 붙인 이름으로 인류가 자연에서 발견한 최고의 선물입니다.

페니실린은 점차 발전해갑니다.

암피실린, 아목시실린 세파계통의 항생제로 발전해가게 됩니다.

처음 개발된 항생제 페니실린penicilline의 화학 구조를 보면 베타 락탐beta lactam ring을 가지고 있습니다. 항생제를 구분하는 방법으로 베타 락탐beta lactam계 항생제와 비非베타 락탐beta lactam계로 구분 하기도 합니다.

좀 어렵지요? 화합물의 구조가 어떤 링 모양으로 있다 그 정도로만 이해 하셔도 됩니다.

이 페니실린은 베타 락탐beta lactam ring을 파괴시키는 베타 락타마제beta lactamase에 의해 항생제의 활성도가 낮아집니다. 베타 락타마제beta-lactamase란 베타 락탐beta lactam 링ring에 작용하여 베타락탐 링을 열어 항균력을 잃게하는 효소입니다.

이러한 단점을 극복한 결과 여러 가지 세균에 대해 효과가 있는 광범위 스펙트럼을 가진 페니실린penicillin계통 약물이 개발 되었습니다. 광범위 항생제로 대표적인 것이 아목시실린((amoxicillin)아모렉스. 파목신)입니다.

그러나 1970년대에 개발된 아목시실린amoxicillin은 베타 락타마제beta lactamase에 대해 불안정한 단점이 있습니다. 이러한 단점을 베타락타마제 저해제beta lactamase inhibitor의 개발로 좋은 항균력을 가진 약물로 재탄생시키게 됩니다.

1974년 영국의 Beecham사가 미생물 발효 추출물로부터 발견한 클라불란산clavulanic acid가 효시嚆矢입니다.

페니실린을 거쳐 아목시실린 시대를 열어가다가 지금은 아목시실린과 클라불란산의 복합제 항생제 시대를 열어가고 있습니다.

항생물질 아목시실린amoxicillin과 베타 락타마제 저해제beta lactamase inhibitor인 클라불란산clavulanic acid의 복합제는 오구멘틴으로 제네릭으로 아모크라. 유크라 등 상당히 많은 제품이 유통되고 있습니다.

클라불란산clavulanic acid은 습기에 민감합니다.

약국에서 투약하면서 개봉하지 않는 상태로 투여되는 은박지 포장의 항생제는 전부 이러한 계통 항생제입니다. 소아과에서 처방되는 항생제 시럽으로 냉장 보관해야하며 오래 놓아두면 노랗게 변색된 항생제도 전부 이 계통 항생제입니다.

클라불란산clavulanic acid특성으로 인해 설사가 부작용으로 나타납니다.

페니실린Penicillin으로 부터 유도되는 세파로스포린cephalosporin 계열이 있습니다. 세파로스포린의 구조는 페니실린과 비슷하면서도 약간 다른 구조를 가지고 있습니다.

페니실린과 마찬가지로 베타 락탐 링이 있습니다. 베타 락탐 계열 약물로 분류됩니다

쉽게 세파계 항생제라도 부릅니다.

세파계 항생제는 강한 효과, 넓은 작용범위(스펙트럼), 높은 안정성 등을 위해 끊임없이 개발되어 수없이 많은 종류의 세팔로스포린(세파) 계열 약물들이 만들어졌습니다. 세팔로스포린들은 보통 1세대, 2세대 3세대 세팔로스포린으로 구분하고 있습니다.

세파클러(시클러), 세프라딘, 바난등이 정제와 시럽제로 많은 종류의 세파계가 유통되고 있습니다.

그 처럼 인간에게 전혀 피해가 없는 항생제인데 왜 자꾸 먹으면 안된다고 할까요?

알레르기 쇽크등 부작용이 발생할 수는 있으나 더욱 큰 문제는 항생제 오남용으로 인한 내성입니다.

항생제 내성이란 세균이 항생제에 노출되어도 생존할 수 있는 약물 내성을 말합니다

푸른 곰팡이에서 페니실린을 발견한 플레밍도 생전에 항생제의 오남

용이 초래할 돌이킬 수 없는 결과를 두려워 했다 합니다. 항생제의 오남용은 세균의 돌연변이가 발생해 결국 치명적인 문제를 일으키게 된다는 것입니다.

즉 무분별한 항생제 투여는 내성을 얻은 세균의 증가로 언젠가는 항생물질의 투여에도 불구하고 퇴치 시킬 수 없는 세균이 나온다면 이는 곧 인류의 멸망으로도 이어 질수 있습니다.

평소에 항생제를 거의 안 먹었기 때문에 나는 항생제 내성 걱정이 없다 이런 말 하시는 분 계십니다. 항생제 내성이라는 것은 세균한테 발생하는 내성입니다. 항생제를 복용하였던 안했던 간에 자기 몸안에 생기는 내성이 아닙니다.

다른 사람이 어설프게 복용한 항생제로 균이 내성이 생기면, 그 균이 나한테 들어와서 자기는 항생제를 먹지도 않았는데 항생제 내성으로 약이 듣지도 않는 억울한 일이 발생하게 됩니다. 이런 게 항생제 내성입니다.

항생제 내성은 개인적인 문제가 아니라 사회적인 문제입니다.

지금 항생제는 의료용으로만 사용 되지는 않습니다.

농업에서도 항생제가 사용됩니다.

농장에서도, 어장에서도..... 주목받지 못하던 항생제 오남용 부작용이 너무 많은 곳에서 나타나기 시작합니다.

항생제의 오남용은 막아야 합니다.

항생제는 필요한 경우에 사용하고 세균이 박멸될 수 있는 충분한 기간 동안 복용하는 것이 원칙입니다.

항생제 복용은 환자가 임의 판단으로 1알 2알 먹는 약물이 아닙니다.

의사가 지시한 충분한 기간 동안 복용하는 것이 꼭 지켜져야 할 원칙입니다.

대부분 사람들이 항생제를 독한 약으로만 생각하고 간단히 짧게 복용하는 경향이 있는데 아주 좋지 않는 투약 형태입니다. 그러니까? 항생제가 필요한 질환이면 세균이 박멸될 때까지 충분히 복용해야 하며 항생제가 따로 필요 없는 질환이면 절대로 복용해서는 안됩니다.

22
단백질 합성을 억제하는 항생제

우리 몸은 숨쉬고 사는 동안은 단백질의 합성은 잠시도 쉴 수가 없지요.
매일 매일 살고 있다는 증거로 단백질 합성을 합니다. 단백질 합성을 못하면 죽는거죠.
세균이 단백질의 합성을 못하게 하면 세균도 죽는거죠.

항생제 라는게 무슨 말일까요?

항생抗生을 단순히 언어 식으로 풀어 보면 사는 것에 반대 한다, 삶의 반대 이란 뜻이 됩니다. 생生이란 무엇 이겠습니까? 생화학적 의미의 생生은 단백질의 합성입니다.

우리 몸은 숨쉬고 사는 동안은 단백질의 합성은 잠시도 쉴 수가 없지요.

매일 매일 살고 있다는 증거로 단백질 합성을 합니다. 단백질 합성을 못하면 죽는거죠.

세균이 단백질의 합성을 못하게 하면 세균도 죽는거죠.

세균을 박멸시키는 항생제의 한 방법으로 세균의 단백질의 합성을 억제시키는 방법을 사용하는 항생제가 있는데 이러한 메카니즘을 갖는 약물 군群을 마크로라이드macrolide 항생제라고 합니다.

대표적인 이름으로 에리스로 마이신인데 요즈음은 거의 사용하지 않으며 클래리스로마이신이라고 하는 약물이 제일 많이 사용되며 록시스로마이신, 아지스로마이신등이 사용되고 있습니다. 단어가 길고 어렵지요? 마이신 글자가 들어간 긴 이름들이라고 생각하십시오.

앞서 말한 살균성 항생제는 시럽인 경우 냉장 보관을 지시하지만 이 계통 약물의 시럽은 상온 보관을 하는 것이 원칙입니다.

소아과에서 항생제 시럽이라며 실온 보관 하라면 거의 마크로라이드 항생제입니다.

1일 2회 혹은 1일 1회 복용하기도 합니다.

물론 클래리스로마이신,록시스로마이신, 아지스로마이신은 물론 일반명(성분명)입니다.

단백질 합성이란 살아있는 세포 안에서 여러가지 아미노산이 단백질로 만들어지는 과정을 말합니다. 우리 몸에서 중요한 작용을 하는 것은 모두 단백질로 구성되어있습니다. 단백질의 기본 단위는 아미노산이구요.

단백질 합성은 리보솜이라는 곳에서 이루어지는데 인간의 리보솜과 원핵세포인 세균의 리보솜과는 크기가 다릅니다. 쉽게 말하기 위해 크기라고 했습니다. 즉 세균의 리보솜과 사람의 리보솜의 차이를 이용하여 인간의 단백질 합성은 관여하지 않고 세균의 단백질 합성만을 못하게 하는 방법을 이용합니다.

사람의 단백질 합성은 아무런 제제를 받지 않는 방법입니다.

지금까지 세포벽을 못 만들게 하고 또 다른 방법으로는 세균과 사람의 리보솜 크기의 차이를 이용하여 단백질 합성을 못하게 하는 항생제까지 말씀 드리고 있습니다.

그런데 2종류의 항생제가 세균을 완전하게 사멸시키는데 소요되는 시간이 서로 다릅니다.

뭐가 그리 복잡하냐구요? 죽이면 되는거지 시간이 다르다. 아 그러겠네요, 빨리 죽여야지요. 시간을 지체하면서 죽이면 사람은 힘들지요, 그런 말인가요?

반은 맞고 반은 틀리다고 해야 하나? 자 보십시오,

세균의 세포벽을 공격 한다함은 세균의 모든 기관을 둘러싸고 있는 세포벽에 구멍을 내서 벽 전체를 허물어 버린다면 세포내 기관들은 자연히 형태를 유지 하기가 힘든 상태가 되겠지요.

이런 항생제를 살균성 항생제라고 하지요.

즉시 살균 효과가 나타난다 그런 의미이겠지요.

반면 단백질 합성을 억제 시킨다 함은 사람도 단백질 합성이 억제된다면 곧바로 어떠한 징후가 나타나지 않겠지요,

세균도 마찬가지입니다. 단백질 합성이 억제되면 비실 비실 하면서

죽을 듯 살듯 하면서 활동하게 되겠지요. 그래서 이러한 항생제 작용을 정균 작용이라 합니다.

균의 발육을 정지시킨다는 의미입니다, 정지는 곤 사멸이나 박멸의 의미는 아니지요.

살균성 항생제 정균성 항생제 이해가 되는가요?

항생제 한 알에도 여러 가지 뜻이 있습니다.

그런가요. 좀더 들어가 볼까요?

약효 즉 항생제를 복용하여 세균을 사멸시키려면 항생제는 죽일 수 있는 약물의 량을 항상 일정 수준으로 유지해야 합니다.

혈중 농도라고도 합니다. 일정한 혈중 농도를 유지시켜야 합니다.

살균성 항생제는 약효가 발휘되면 빠른 시간 안에 세균이 사멸시킵니다. 때문에 혈중 농도를 유지시키기 위해 일정시간에 규칙적으로 약물을 복용해야 하는데 살균성 항생제는 약간의 시간의 차이는 큰 영향을 미치지 않습니다만 단백질 합성을 억제시키는 항생제는 균 활동을 사멸이 아닌 정지시키는 방법이기 때문에 지시한 시간에 정확히 투약을 해야 합니다. 죽을 듯 하다가 혈중 농도가 낮아지면 다시 살아난다는 뜻입니다. 정균성 항생제의 복용시 주의점입니다.

그냥 살균성 항생제만 복용하면 세균들은 다 죽을건데, 복잡하게 왜들 이럴까요?

만약에 세균이 있는데 이놈의 세균은 특이하게도 세포벽이 없는 기이한 변종 세균일 경우 살균성 항생제를 사용하면 될까요? 안되지요, 번지수가 틀린 항생제 요법이 되는 겁니다. 실제로 이러한 세균이 많이 있습니다.

이런 경우 단백질 합성을 억제시키는 메카니즘을 가지는 항생제를 사용해야만 하지요.

이런 세균의 경우 세포벽 합성을 억제시키는 항생제를 백날 써보았자 치료 되지 않습니다.

23
항생제 복용 방법

항생제는 저용량을 사용해야만 내성이 생기지 않는다고 잘못 알고 있습니다. 항생제가 필요한 상황이라면 충분한 용량(최대 용량)을 정해준 기간 동안 복용하는 것이 아주 중요합니다. 항생제 용량이 세균을 충분히 제거할 수 있는 농도가 아니면 세균이 다시 살아서 내성균이 될 수 있기 때문입니다.

항생제를 사용할 때는 가능하면 최대 용량을 사용하는 것이 추천됩니다.

항생제 투여 용량이 세균을 충분히 제거할 수 있는 고농도가 아니면 세균이 살아 남아서 내성균이 될 수 있기 때문입니다. 많은 사람들은 가능하면 항생제는 (환자 표현를 빌리자면) 쎈것을 사용하지 말고 약한 것을 사용해야 하고 용량도 아주 적은 용량을 즉 조금만 먹어야 된다는 확고한 신념?을 가지고 있습니다.

항생제는 저용량을 사용해야만 내성이 생기지 않는다고 잘못 알고 있습니다. 항생제가 필요한 상황이라면 충분한 용량(최대 용량)을 정해준 기간 동안 복용하는 것이 아주 중요합니다. 항생제 용량이 세균을 충분히 제거할 수 있는 농도가 아니면 세균이 다시 살아서 내성균이 될 수 있기 때문입니다.

세균을 충분히 제거하지 못한 채 투약을 중단하면 체내에 살아 남아 내성균이 될 수 있기 때문입니다. 많은 분들은 항생제를 단기간 사용해야 내성이 안 생긴다고 생각합니다. 아닙니다. 절대로 아닙니다.

의원에서 가끔은 1일 2~3회 사용해야 하는 항생제 주사를 하루에 2.3회 내원이 불편하다는 이유로 단 1회만 주사하는 경우가 있는데 아주 좋지 못한 투약 형태입니다.

엉터리입니다. 이런식으로 1회만 투여하는 경우는 내성을 조장하는 지름길이 됩니다. 항생제를 사용할 때는 증상이 완전히 없어진 후에도 3일 정도 는 더 지속해야 한다고 합니다.

이렇게 항생제를 복용하는 것이 원칙입니다. 참 어려운 일입니다.

항생제를 선택하는 기준이 아주 중요합니다.

인간에게는 없고 세균에게만 있는 세포벽의 합성을 억제시켜서 세균을 사멸시키는 페니실린계통 항생제는 살균성 항생제입니다. 페니실린에서 출발하여 항균력을 진화시킨 아목시실린이나 세파계통 항생제가 포함됩니다. 이런 항생제를 베타 락탐계 항생제라고도 한다고 말씀 드린바 있습니다.

항생제 선택시에 모든 조건이 동일 하다면 베타 락탐계 항생제를 우선 선택하는 것이 원칙입니다. 세포벽이 없는 인간에게는 가장 무해한 항생제 이기 때문입니다.

같은 조건인데도 다른 항생제를 선택하는 것은 아주 좋지 못한 선택입니다.

용량에서도 베타 락탐계 항생제는 선택할 수 있는 폭이 넓습니다.

정상 용량으로 듣지않는 경우에는 용량을 계속 증량하면 듣는 경우가 대부분인데 이런 경우 다른 항생제는 증량하면 독성이 나타나지만 베타 락탐계 항생제 (아목시실린 세파계 항생제)는 안전합니다.

암 환자 등 면역 기능이 저하된 환자나 임신부는 베타 락탐계 같은 살균 작용 항생제를 첫 번째 사용하는 것을 염두에 두어야 합니다.

세균의 단백질 합성을 못하게 하여 세균을 박멸하는 항생제를 정균성 항생제라고 한바 있습니다. 정균 작용 항생제는 세균의 증식만을 중지시키는 작용을 가집니다.

세균이 침입하면 우리 몸의 면역 기능도 같이 움직여서 세균을 제거하게 됩니다.

정균 작용으로 세균의 증식이 중단된 상태에서는 면역기능이 가동되어야 하는데 면역 기능이 저하된 상태에서는 정균 작용을 가진 항생제로는 세균 제거가 아주 어렵습니다.

이러한 이유로 살균성 항생제가 먼저 추천됩니다.

세균의 감염증 예방목적으로는 살균성 항균제를 사용하는 것이 원칙입니다.

수술 전이나 발치 하기 전 감염이 예상되는 시점에서 30분전에 투약

하여 2시간 내에 최대의 효력을 나타낼 수 있는 살균성 항생제를 선택하는 것이 좋습니다.

살균제 항생제와 정균제 항생제 2가지를 복용할 때는 살균성 항생제를 먼저 투약하고 2~3시간 후에 정균제 항생제를 투약하는 것이 좋습니다. 2~3시간 시간차 공격이 필요합니다.정균성 항생제는 세균의 단백질 합성을 저해하여 세균의 증식을 중지시킵니다.

정균제 항생제를 살균성 항생제보다 먼저 투여하면 세균의 세포벽의 단백질 합성을 하지 못하게 되어 세균은 엉성한 세포벽을 지닌 세균들이 됩니다.

살균성 항생제는 세포벽이 완전할수록 잘 듣기 때문입니다.

정균성 항생제를 투약하기 전에 먼저 아목시실린이나 세파 계통의 살균성 항생제를 먼저 투약하는 것이 좋습니다.

소아과에서 많이 나타나는 처방입니다.

1일 3회 복용 뿐만 아니라 정균성 항생제 복용으로 1일 2회 복용이 더 늘어난 투약 횟수입니다. 현실에서 보면 투약하기 매우 어렵습니다. 유아에게 약을 복용시키는 행동이 그리 만만하지 않습니다. 그런 연유로 살균성이고 정균성이고 간에 한꺼번에 같이 복용하는 사례가 많습니다. 약국에서 투약 방법을 제시해도 잘 이행하지 않습니다.

약국에서의 복약 지시를 이행하시는 것이 좋습니다.

24
항생제의 선택 기준

어느 의원이 부정한 다른 제네릭은 어디선가 다른 의원의 의사 손에서는 꽃이 되고 있습니다. 다른 의원에서 쓰레기라고 냉소 짓던 제네릭이 어느 의사의 손에서는 꽃이 되어 있는 현실입니다
제네릭 불량품 운운하는 판단 기준은 의원의 측으로는 알 수 없다는 겁니다

항생제의 선택 기준은 무엇 인지?

그리고 어떻게 세포벽이 있는 세균이 인지 혹은 없는 세균 인지를 알까요?

원칙은 세균 배양 검사를 통해서 어떠한 항생제를 투여하는 것이 좋은지를 검사해야 하지만 배양 검사 결과를 얻기까지에는 일정 시간이 필요하여 배양 검사의 결과에 의한 항생제의 선택은 치료 시기를 놓치는 결과가 생길 수 있습니다. 그리고 요즈음은 항생제의 항균 범위는 아주 넓습니다. 항균 범위를 스펙트럼이라 합니다. 스펙트럼이 아주 넓어서 배양 검사 없이도 치료율이 좋습니다.

중이염에는 어떤 균으로 인한 감염이 많고 폐렴에는 폐렴균을 잘 발

생시키는 균을 인지하고 있기 때문에 배양 검사 없이도 적합한 항생제를 사용할 수 있습니다.

정확한 데이터에 의존 한다기보다 경험이 우선되는 경향 있다고도 할 수 있습니다.

예를 들어 소아과에서 자주 발생하는 중이염이 있습니다.

A 의사는 절대적으로 항생제를 7일 이상 사용하는 것을 강조 하기도 하고 B 의사는 항생제 없이도 증상이 호전 된다는 판단을 하는 경우도 있지요. 또 C 의사는 두 가지 항생제 를 사용해야만 치료가 가능하다는 견해를 가질 수가 있습니다.

진료를 하지 않는 의사외 그 누구도 A. B. C 의사의 판단에 이의를 제기할 수 없습니다.

그 환자의 상태를 가장 정확히 알고 있는 의사이기 때문입니다.

그러나 환자 입장에서는 어떤 성향을 가진 의사의 처방을 받느냐에 따라 항생제의 복용 여부가 틀려 집니다.

항생제 처방이 확실한 데이터에 의해 처방된다면 이러한 우려가 없겠습니다만 말입니다.

특별한 감염 질환을 제외하고는 일반적으로 의사의 주관적 판단에 의해 처방됩니다.

가볍게 말해서 진료자의 경험이기도 합니다. 촉이지요? 주관적 판단이나 촉은 객관성을 담보하지 못합니다.

질병관리본부는 2016.11월 어린이 감기에 대한 항생제 사용지침을 내렸습니다. 사용 지침에 따른 항생제 투여가 잘 이루워지면 좋겠습니다.

약국에서도 분업 전에는 항생제를 직접 투약 했는데 그때도 객관성이 없었다고 할 수 있습니다. 물론 좋은 방법, 최선의 방법을 가진 투약 형태는 아니였지요, 그 시절에는 항생제 선택권?이 일반인에게도 있었으니까? 상태가 어찌어찌하니 마이신(항생제) 한번 먹을꺼만 주세요 하는 대화를 약국에서 듣는 것은 아주 흔한 쉬운 일이 였지요.

이러한 항생제의 무분별한 투약 형태가 의약 분업을 가져 왔다는 이야기도 틀린 건 아닙니다. 의약 분업에는 여러 요인이 있었겠지요, 그 중 한 요인으로 항생제의 무분별한 투약 형태가 한 몫을 했다는 생각은 맞습니다.

그럼 지금 현재 항생제 투약 형태는 어떤 평가를 내릴 수 있을까요?

적정한 항생제 투약을 위해서 항생제를 많이 처방한 요양기관을 공개하고 있습니다.

또한 적게 처방하는 요양기관도 공개하고 있습니다.

이는 단편적으로나마 처방권자의 선택에 따라 항생제의 투약 형태가 달라지는 것이라는 반증이기도 합니다.

그간 처방 형태를 보면 2가지 이상의 항생제를 처방하는 의원은 늘상

2가지 이상의 항생제를 처방합니다. 물론 2가지 항생제 처방을 하지 않는 의원이 훨씬 많습니다.

늘상 2가지 이상의 항생제를 처방하는 의원에만 유독 심한 감염증 환자만 가는 것일까요? 답은 이미 나와 있는거 아닌가요?

리베이트 고리가 끊어지면 약품의 사용량이 엄청 줄어든다는 논리입니다.

그래도 의원에서 처방한 이유가 비단 리베이트라고 단정 짓기는 어렵지 않나요

각자의 의원이 선택한 제네릭이 다른 제네릭에 비해 좋은 점이 많다고 이야기 하지요.

여러 가지 제네릭 중에는 믿지 못할 제네릭이 존재하기 때문에 직접 제네릭 제품을 선택해야 된다는 겁니다.

그러나 이러한 제네릭의 선택은 너무 주관적이며 이른바 불량한 제네릭의 판별.적합 유무는 국가가 시행하는 조사에서 여과됩니다.

불량한 의약품이 유통 된다는 것은 의원 약국의 문제가 아니라 국가의 관리가 잘못되고 있는 겁니다.

그리고 제네릭 1부터 100까지 있다는 가정으로 의원이 지칭하는 불량 제네릭 제품이 있다면 1부터 100사이의 제품 중 1가지라도 대한민국 어느 곳에서도 처방 실적이 없어야 합니다.

그러나 1부터 100까자 유통되지 않는 제네릭 제품은 없습니다.

어느 의원이 부정한 다른 제네릭은 어디선가 다른 의원의 의사 손에

서는 꽃이 되고 있습니다. 다른 의원에서 쓰레기라고 냉소짓던 제네릭이 어느 의사의 손에서는 꽃이 되어 있는 현실입니다.

제네릭 불량품 운운하는 판단 기준이 의원의 측으로는 알 수 없다는 겁니다.

국가가 실시한 여러가지 시험성적을 통과한 제품에 한해서 이러한 말이 성립됩니다.

물론 국가가 실시한 여러 방법에서 불가 판정을 받은 제네릭 제품은 합당한 제품이 아니라는 것은 기본 상식입니다.

제네릭을 선택하는 어떠한 기준도 없습니다.

그러므로 일반명(성분명)을 한다해도 약효는 동일합니다.

제네릭 5, 제네릭 10 제네릭 99 등 3가지 동일 약물을 선택하는 의원도 많이 있습니다.

이러한 의원의 원장님은 자기는 신神의 눈을 가지고 있어서 각 개인에게 적합한 제네릭을 선택하는 것처럼 하고 있지만 경제적 포만감을 제네릭 3개를 통해서 얻고 싶은 겁니다.

이러한 의원은 거의 일정 기간이 지나면 제네릭 6 제네릭 55 제네릭 100으로 또 바꾸어 집니다. 이런 것은 어떻게 설명이 됩니까?

획기적인 대안이 필요합니다.

일반명(성분명) 처방이 된다면 어느 정도 항생제 처방이 줄어 들까요?

네 단연코 50% 내외는 줄어 든다고 봅니다.

의원의 처방 행태를 제일 잘 아는 곳은 약국입니다.

약국들의 저녁 식사 자리에서 가감없이 뱉어지는 처방 형태를 들어보면 재미있고 기가찬 처방 형태가 가지입니다. 말할 수 없는 부분도 많이 있습니다....

그리고 일반명(성분명) 처방이 된다면 일방적인 제네릭 선택은 약국이 가지고 있는 거라고 하였는데 절대로 그러하지 않습니다. 지금은 인식 부족으로 안나타는 현상입니다만 이런 제도의 변화를 인지 하면 많은 변화가 발생합니다.

성분명으로 인한 선택권을 약국이 쥐락펴락 한다고 하는데 이제도가 정착되면 선택권은 환자가 쥐락 펴락하게 된다는 겁니다.

환자가 뭐 안다고 그런 일이 생기나요? 하는 분도 계십니다.

환자는 당연히 제네릭 1부터 100까지 있는 중 선택 하려면 전통적으로 회사 지명도가 좋은 회사를 선택하기 마련입니다. 상품명 처방에서는 깨우치지 못한 환자의 당연한 권리가 표출 되기 시작합니다.

제네릭 1이나 제네릭 100이나 동일 하다면 누구나 그런 생각을 합니다.

그런 상태가 지속되면 제네릭 하위 숫자에 속한 그룹은 가격으로 승부를 걸게 됩니다.

지금은 보험가가 대동소이 하지만 일반명(성분명) 처방으로 제도가 바뀌면 같은 제품 끼리의 가격 차가 심해집니다.

가격으로 승부해서 제네릭 상위 회사와 경쟁력을 가지려 할 것입니다.

마찬가지로 제네릭 상위 제약사들도 하위 제약사의 가격과 많은 차이가 발생하면 시장을 잃게 될 수 있으므로 합리적 경영을 통하여 원가를 절감하여 가격을 인하 하려고 노력하게 됩니다.

또한 리베이트로만 의존 했던 회사의 영업 방법이 회사의 이미지를 올리는 방법으로 약품을 소비시키는 환자 소비자 곁으로 다가서기 위해 많은 변화를 추구할 것입니다.

제네릭 100 근방의 제약 회사는 생존 전략을 다시 짜야 합니다.

상품명 처방 제도를 실시하는 지금은 다른 회사의 제네릭보다 더 많은 리베이트를 제공하므로써 존재하는 제약회사도 있을 겁니다.

지금 제약회사는 오리지날 1품목에 100개 아니 200개의 제네릭이 서로 경쟁하는 체제입니다. 엄청난 국가적 낭비입니다. 다품목 경쟁 시대에서 좀더 정확하게 고품질 소품목 생산 체제로 전환도 될 것입니다.

과거 오리지날 1품목에 100개 200개의 제네릭이 서로 경쟁하는 구도를 없애기 위해 오리지날에 대해 10개 정도만 선착순 제네릭을 허가하는 형태를 시도 한적이 있었지만 도루묵이 되었습니다.

100개 200개 제네릭이 많이 출시되면 무엇이 문제이냐고요?

한 제품이 시장 형성되는 가상의 수가 100이라고 할 때 이런 경쟁 구도에서는 1000이 생산되고 2000이 생산되는데 100이외의 약품은 폐기 처분할 수밖에 없는거죠.

약품 쓰레기라는 환경 문제 부터 필요 없는 낭비 불 보듯 뻔하지요.

25
퀴놀론계 항생제

사람에게 가장 안전한 항생제는 세균의 세포벽 합성을 못하게 하는 항생제이므로 퀴놀론도 사용 가능하고 페니실린 계열도 사용 가능하다면 무조건 세포벽을 합성을 저해하는 항생제를 쓰는 것이 절대적으로 맞습니다.
사용 범위를 스펙트럼이라고 하는데 같은 스펙트럼인데도 퀴놀론을 선택 한다는 것은 절대 불가 하며 이런 경우 의사의 선택은 무지 아니면 리베이트라는 의심을 떨쳐 버릴 수가 없습니다.

항생제 이야기로 다시 돌아 갑니다.

지난번에 진핵 세포 원핵 세포 기억 나지요? 진핵 세포나 원핵 세포나 모두 다 다음 세대를 이어가기 위한 핵이 존재합니다. 핵은 세포내에서 가장 중요한 부위입니다.

핵 안에는 다 아시는 DNA가 있습니다.

진핵眞核세포는 DNA가 서로 엉키지 않게 많은 양의 히스톤histon을 만들어 냅니다.

히스톤histon은 핵 내부를 정리 정돈하여 DNA가 서로 엉키지 않게 하는 목적으로 존재한다고 볼 수 있습니다. 그래서 DNA를 실 그리고 히스톤histon을 실패에 비유하기도 합니다. 실을 실패에 잘 감아야 헝클어지지 않고 DNA를 잘 보관 하여 유전 정보가 훼손 되지 않는다는 것입니다. 진핵 세포는 다음 세대를 이어갈 DNA유전 정보를 서로 엉키지 않게 히스톤이라는 단백질을 이용하면서 세포 안에 보관하고 있습니다.

핵막은 없지만 원핵 세포는 DNA 정보를 세포 안에 엉키지 않게 집어넣을려면 최대한 부피를 줄이기 위해 꽈배기처럼 꼬고 또 꼰 형태로 만들어져야 합니다. 꼬인 게 또 꼬인 것을 슈퍼콜링supercoiling이라 합니다. 용수철이나 전화선을 상상 해도 됩니다.

꽈배기처럼 꼬고 또 꼰 형태로 만들어주는 효소를 자이레이스gyrase라고 하는데 퀴놀론이라는 항생제는 자이레이스gyrase를 억제 시키므로 세균은 슈퍼콜링supercoiling형태를 갖추지 못하게 됩니다. 원핵세포의 DNA를 훼손 시켜 세균을 사멸시키게 됩니다.

지금껏 알았던 항생제하고는 차원이 다르지요?

DNA도 나오고 하니까 먹으면 큰 부작용이 나타 날 것 같고 좀 무섭다구요?

무섭기는요.

사람에게는 퀴놀론의 목표 점이 되는 자이레이스gyrase가 없기 때문에 전혀 무서워 할 필요는 없지요.

그러나 사람에게 가장 안전한 항생제는 세균의 세포벽 합성을 못하게 하는 항생제이므로 퀴놀론도 사용 가능하고 페니실린 계열도 사용 가능하다면 무조건 세포벽을 합성을 저해하는 항생제를 쓰는 것이 절대적으로 맞습니다.

사용 범위를 스펙트럼이라고 하는데 같은 스펙트럼인데도 퀴놀론을 선택 한다는 것은 절대 불가하며 이런 경우 의사의 선택은 무지 아니면 리베이트라는 의심을 떨쳐 버릴 수가 없습니다.

퀴놀론은 성장에 장애를 주기 때문에 18세 이하 미성년자에게는 투여가 금지된 약물입니다. 18세 이하 투여는 금지하고 있습니다.

퀴놀론Quinolone계 약물을 복용하면 퀴놀론계 항생제 분자가 마그네슘과 결합하여 착錯 화합물을 만들기 때문에 연골 형성에 아주 중요한 원소인 마그네슘이 제 역할을 못하게 됩니다.

착 화합물이란 퀴놀론과 마그네슘을 보쌈 형태로 만든다는 개념으로 보면 됩니다.

보쌈 형태로 한꺼번에 같은 보따리에 쌓여지기 때문에 각기 독자작인 활동을 못하게 된다 라고 생각 하시면 됩니다.

따라서 소아 및 18세 이하의 청소년에게는 성장에 지장을 준다는 이유로 특별한 경우를 제외하고는 사용하지 못하도록 경고하고 있습니다.

부족한 칼슘을 보충하기 위해 칼슘제를 복용하는 것처럼 요즈음은 마그네슘 결핍이 많이 부각되고 있습니다. 마그네슘 결핍 상태에서 퀴놀론 복용 시에는 마그네슘 보충이 필요할 수 있습니다. 물론 이런 경우도 퀴놀론과 동시 복용은 피하여야 하겠지요.

철 결핍성 빈혈약 성분인 철분, 우유 등에 있는 칼슘 그리고 알루미늄 또는 마그네슘이 함유된 제산제와 병용할 경우 흡수가 저하되어 효과가 떨어질 우려가 있으므로 병용을 피하는 것이 바람직 합니다.

퀴놀론 항생제를 복용하는데 제산제는 속이 쓰릴때 먹는 약 인줄 아는데 왜 사용할까요?

제산제는 말 그대로 위속의 산을 중화시키는 약물입니다. 혹 퀴놀론의 복용으로 속이 쓰리까 하는 염려에서 처방 했는가 봅니다. 이런 처방은 아주 좋지 않습니다.

착 화합물을 형성해서 퀴놀론의 약효를 담보하지 못한다고 하였습니다.

퀴놀론의 약효가 없어짐으로 인해 환자의 감염 상태는 극심해지는 상황이 발생합니다.

약물에 대한 무지 일 수도 있고 사소한 부주의라고도 할 수 있습니다.

이상의 논리에 결론을 내리자면 마그네슘, 칼슘 철분,알루미늄 등을 양이온이라는 말을 사용하기도 하는데 이러한 양이온과 퀴놀론 항생제를 동시 복용하면 퀴놀론의 약효를 담보하지 못하게 된다는 것입니다. 주의 하셔야 합니다.

오래전 일입니다 대형 병원 문병을 간적이 있는데 아는 게 그거라고 약을 복용하고 있었습니다. 타리비드라는 새로운 퀴놀론 항생제를 먹더니 간호사가 그 자리에서 제산제 1 포를 먹으라고 대령하고 있더라구요. 순간 이렇게 같이 복용하면 안되는데.... 간호사도 친구도 왈 괜찮겠지 뭐 이정도 개념입니다. 여기서 괜찮다는 의미가 뭔지를 모르겠더라구요. 죽지 않느니 괜찮다는 건지 봐라 아무일도 안생길거니 괜찮다는 건지 도대체 괜찮다는 개념 특히 2층 원장님들의 괜찮다는 의미를 아직도 모르겠습니다.

동시에 복용했다고 죽겠습니까? 쓸어 지겠습니다. 정말로 아무 일도 안생기는 거지요.....

그 친구는 아무일 없이 정해진 날에 퇴원 하였겠지요. 정말 아무 일도 없고 괜찮은거지요. 뭐 안다고 쇼를 한 나는 뭐냐고.....무식한 사람이 되는 거죠....퀴놀론 항생제와 제산제와의 병용 투여는 문제점이 있다는 사실은 인지한 나는 무식했고 나도 모르게 타리비드와 제산제를 처방한 의사에게 의문의 1패를 당하게 됩니다.

외국의 사례가 하나 있습니다.

세균 감염증으로 병원에서 처방받은 약물이 퀴놀론계 약물과 제산제이었습니다.

당연히 이 환자는 약국에서 조제하여 복용하였겠지요. 1주일, 2주일 한 달이 지나도 증세가 호전되지 않았습니다. 환자는 화가 나서 의사에게 다그쳤습니다.

퀴놀론Quinolone계 약물 제산제중의 양이온과 결합하여 원하는 약물의 약효가 없었다는 것이지요. 환자는 의사가 아닌 약사에게 소송을 제기하였습니다. 분리 투약 지시를 하지 않았다는 이유입니다. 물론 국내의 이야기는 아닙니다만 처방한 의사도 조제한 약사도 고민해야할 부분이 아닌가 싶습니다

알루미늄 또는 마그네슘 함유 제산제, 철분 함유 제제, 칼슘 함유 제제, 아연 또는 철분이 함유된 종합 비타민제제와의 병용에 의해 흡수가 저하되어 효과가 저하되는 경우가 있으므로 이 약 투여 전후 2시간 이내에는 병용하지 않는 것이 바람직합니다(단, 경구제에 한함)

정확한 투약을 위해 의사도 약사도 최선을 다해야 합니다.

의사나 환자 모두 약국 약사의 말에도 귀를 기울어야 합니다. 자기가 모른 지식은 다 괜찮고 자기가 아는 지식을 모르면 다 무식한 것들이고 이런 사고가 1층 약국 2층 의원 사이에 종종 발생합니다.

약물학적 지식의 최고 등급을 1이라고 하고 최저 등급을 10이라고 가정 합시다.

의사도 1부터 10등급이 있고 약사도 1부터 10등급이 있습니다.

모든 전문직등 모든 영역이 이 정도의 개인차는 존재 하기 마련입니다.

약사 1과 의사 10등급이 만나는 지점에서는 약사가 보기에는 저런 무

식한 ....반대의 경우 약사10 의사 1 등급인 조합의 경우 돈도 많다 의약 분업은 왜하나 저렇게 무식한 0들인데.....

처방전의 자유로운 이동을 위해서 성분명 처방이 답입니다. 현행 상품명 처방제도 하에서 처방전에 대해 누구나 포지티브식 대화를 하지 네가티브 대화를 하지 못합니다.

더욱이 가까운 곳에 위치한 의원이라면 더 그렇습니다.

좀 더 솔직한 처방 내역을 원하시면 .....네가티브 이야기도 쉽게 할 수 있는 약국, 처방전 발행 의원과 멀리 떨어져 있는 약국에 가십시오. 그러나 지금 제도는 멀리 떨어져 있는 약국에는 갈 수 없습니다.

지금의 일반명(성분명)처방 제도에서는 처방전 발행하는 의원과 가까운 곳이 제일입니다.

좋은 위치의 임대료는 하늘 만큼 높습니다.

건물 임대 업자는 웃습니다. 입이 다물어 지지 않습니다.

약사에게 분배되어야 할 조제료중 상당 부분이 부동산 임대 업자에게 귀속되고 있습니다.

처방전의 분산이 이루워 지지 않고 있습니다.

만족하게 진행되어야 할 환자와 약국 간의 대화가 물리적으로 차단되기도 합니다.

일반명(성분명)처방 제도가 실시되어야 하는 이유입니다.

26
항진균제(무좀약) 이야기입니다.

1970년대부터 후천성 면역결핍증(AIDS) 환자의 급증과 화학요법을 이용한 항암치료 및 장기 이식이 증가하면서 환자의 생명을 위협하는 전신성 진균 감염증이 전 세계적으로 급증하면서 항 진균제의 필요성이 시급하게 대두 되었습니다.

세균은 원핵原核세포이고 사람은 핵막 안에 핵을 가지는 진핵眞核세포라고 말씀 드렸습니다. 세균과 사람은 원핵과 진핵세포인 것처럼 서로 다르기 때문에 사람에게 거의 피해를 주지 않고 세균에게만 치명적인 약물을 찾는다는 것이 그리 어려운 문제가 아니었습니다.

그러나 사람과 진균은 같은 진핵 세포로 유사하기 때문에 곰팡이에게 치명적인 약물은 사람에게도 상당한 피해를 입히기 마련입니다.

이런 연유로 항생제보다는 진균(곰팡이)을 없애는 항 진균제의 개발은 좀 더 어렵고 항생제보다 많은 부작용이 발생합니다.

진균이란 무엇인가?

간단하게 말하자면 세균은 박테리아 같은 균을 말하며 진균은 곰팡이류를 말합니다.

진균중 효모yeast는 사람들이 겁을 내는데 효모는 전반적으로 무해한 것입니다. 사람들의 장腸속에는 셀 수 없을 만큼 많은 효모균을 가지고 있습니다.

이리 좋은 효모균도 우리 몸에서 질환을 유발하게 된 경우가 생깁니다.

칸디다 알비칸스Candida albicans에 의한 효모성 질염은 일반적으로 많은 여성들에게 흔히 감염되는 귀찮은 질병입니다. 이런 질염을 치료하기 위한 약물도 항 진균제라고 합니다.

진균의 효모균외 다른 종류인 곰팡이mold는 실 사, 모양 상을 써서 사상균絲狀菌이라고 합니다.

항진균제를 이해하기 위해서 여러 균주가 많지만 효모yeast즉 칸디다균과 피부에서 많이 발생하는 피부 사상균 이 2가지를 기억하면 좋겠습니다.

옛날에는 진균 감염은 피부 표면이나 점막과 관련이 많은 반면에 심층 감염deep-seated infection이 드물었습니다. 이는 대개 면역 기능이 정상인 대부분 사람들에게는 진균의 침입이 어렵기 때문에 항 진균 치료제 개발의 필요성이 적었습니다.

그러나 1970년대부터 후천성 면역결핍증AIDS 환자의 급증과 화학요법을 이용한 항암치료 및 장기 이식이 증가하면서 환자의 생명을 위협하는 전신성 진균 감염증이 전 세계적으로 급증하면서 항 진균제의 필요성이 시급하게 대두 되었습니다.

현재 시판되는 항 진균제들은 대부분 간독성, 신장독성 등을 비롯한 여러 가지 부작용을 유발합니다. 또한 기존 항진균제에 대해 내성을 가지는 진균과 새로운 병원성 진균 등이 발견되고 있습니다.

이렇게 복잡한 곰팡이 관련 약물을 전부 이해 하기는 어렵지요.

여기서는 항 진균제를 이해하기 위해서 여러 균주가 많지만 효모yeast 즉 칸디다균과 피부에서 많이 발생하는 피부 사상균 이 2가지와 관련된 약물 이야기를 전해 드리겠습니다.

손톱이나 발톱에 변형이 생긴 분들이 약국을 방문하는 경우가 많습니다.

특별한 진단 없이 피부 사상균으로 변형이 생긴건지 효모균인지 판단도 없이 혹은 단순한 변형인지 파악하기가 어렵습니다. 그래도 나름 근접하려고 애를 써봅니다만....

진단의 어려움을 느끼게 됩니다. 이런 점을 개선하기 위해 의약 분업이 생기게 되었습니다.

흔한 episode 하나 소개해 봅니다.

무좀 연고 요구한 환자분 보니 발톱 무좀 형상이라, 근본적 치료는 약을 복용해야 하는거라 하니 말 떨어지기 무섭게 나가더니 5분도 안되어서 인근 정형외과에 다녀와서 처방전 한 장 내밉니다. 정형외과 원장

님 1초 진료 결과 발톱 무좀 항진균제 투여….감행

지난 시절 약국에서 내가 하였던 행동과 상당히 일치합니다.

무좀약 약품 가격 70% 할인 쿠폰(?)가져온 것만 다릅니다.

좀 더 충격적인 말이 들립니다.

여러 가지 약물이 있는데 치료 효과는 비슷하니까 복용하기 편한 약물로 처방 한거랍니다.

물론 항진균제를 선택할 때는 조직 검사를 하거나 균을 배양하여 정확한 원인균을 알고 쓰는 것이 원칙이나 많은 부분이 피부사상균이다 보니 보통은 피부사상균을 포함한 모든 곰팡이균에 작용하는 광범위 항진균제를 사용하는 것은 이해가 갑니다만 복용하기 편해서 처방한다는 논리는 아닌 것 같습니다.

그리고 이런 약물들은 6개월 남짓 장기 복용해야 하는 약물입니다.

정확한 원인균 파악이 절대적으로 필요하다 할 수 있습니다.

앞서 말했듯이 이런 점을 개선하기 위해 의약 분업이 생기게 된것 아닙니까?

진료는 의사에게 약은 약사에게!!

진균fungus, 眞菌의 세포막은 에르고스테롤ergosterol이고 인간의 세포막은 인지질. 단백질, 탄수화물 그리고 콜레스테롤로 구성되어 있습니다. 콜레스테롤Cholesterol 한번쯤 들어보신 그 콜레스테롤입니다. 혈관에 쌓이면 나쁘지만 콜레스테롤이 없으면 세포막을 만들 수 없습니다.

항진균제의 원리는 진균의 세포막 요소인 에르고스테롤 합성을 억제시키는 방법으로 항 진균 효과를 나타냅니다.

앞서 효모균과 사상균을 기억 해주시라 하였습니다.

경구용 항 진균제중 3가지만 대표적으로 이야기 해봅니다.

피부 사상균에는 테르비나핀Terbinafine, 이트라코나졸itraconazole이 1차 약물로 추천되고 있습니다.

사상균에 대한 효과는 테르비나핀 〉 이트라코나졸이라고 합니다..

테르비나핀의 오리지날 상품명은 라미실입니다.

발에 생긴 무좀균은 상당 부분 피부 사상균으로 알려지고 있습니다.

따라서 시판중인 무좀 연고의 대부분은 테르비나핀(라미실)입니다

모양도 다르고 이름도 달라도 다 같은 테르비나핀Terbinafine입니다.

피부 사상균 치료에 경구용으로 테르비나핀(라미실)정제도 있습니다.

앞서 말씀드린 바 있습니다. 사상균에 제일 먼저 추천되는 약물입니다.

그러나 손. 발톱 경구용 무좀약은 알다시피 6개월을 복용해야 합니다.

6개월을 쉬지않고 날마다 복용하는 경구용 한 진균제입니다.

6개월을 날마다 쉬지않고 복용한다? 어려운 일입니다.

그래서 복약 순응도가 떨어지게 됩니다.

복용하는 방법이 조금은 편한 사상균의 경구용 약물로 이트라코나졸itraconazole 상품명으로 스포라녹스가 있습니다.

6개월 복용기간은 같지만 1주일 복용하고 3주 휴약하는 형태로 복용합니다.

효모균에 사용하는 항 진균제는 이트라코나졸itraconazol과 플루코나졸fluconazol입니다.

이트라코나졸은 사상균과 효모균에 가능합니다.

반면 플루코나졸은 효모균에 처방하는 첫 번째 선택 약물입니다.

플루코나졸의 오리지날 상품명은 디푸루칸입니다.

무좀처럼 피부에 감염된 곰팡이균 치료 약물은 연고로는 테르비나핀(라미실)이 거의 시장을 지배하고 있으며 경구용은 처방 내용은 어찌하든 앞서 말한 것처럼 일반명(성분명)으로 보면 3가지입니다.

이상의 일반명(성분명)의 제네릭의 국내 유통 약물 수는 아마 200여가지 이상은 족히 될겁니다.

200여 제네릭 회사가 서로 시장을 확보하는 가장 쉬운 방법이 무엇이겠습이까?

그 피해는 누구에게 돌아 오겠습니까?

냉정히 바라 봅시다,

산부인과에서 진단 받은 여성 분의 질염은 칸디다증이 많습니다.

칸디다증과 관계없는 테르비나핀(라미실)은 사용하지 않습니다.

이트라코나졸(스포라녹스)과 플루코나졸(디푸루칸)이 추천됩니다.

플루코나졸(디푸루칸)은 복용법이 더 간편합니다. 손, 발톱 무좀인 경우 1주일 1회 3캅셀만 복용하면 됩니다. 복용법이 간편하고 칸디다증에 사용되므로 산부인과 질염은 플루코나졸이 대세입니다. 무좀에 복용하는 적정량과 질염에 시용하는 적정량은 서로 다릅니다.

다른 각도에서 바라봅시다.

발(톱) 무좀은 사상균이 많다고 하였습니다.

사상균이라면 이트라코나졸과 테르비나핀입니다.

만약 칸디다증으로 인한 감염이면 이트라코나졸도 가능하고 플루코나졸도 가능 하겠지요?

이해 되시지요?

발톱 무좀을 일으키는 가장 흔한 원인균은 약 80%가 피부사상균이고, 그 외 칸디다 균과 다른 진균들도 드물게 발톱 무좀을 일으킬 수 있습니다.

손톱은 발톱과 달리 칸디다 효모균이 상당부분의 원인균이라는 것이 일반적 사실입니다.

손 발톱에 변형이 왔다고 무조건 진균 감염이라고 판단하는 것도 대단히 잘못된 것입니다.

곰팡이 균 감염없이 변형된 손, 발톱의 모양도 많이 있는 것으로 알려지고 있습니다.

변형된 손 발톱의 진단에는 정확한 균의 감별이 필요합니다.

균의 감별없이 손, 발톱 무좀의 무 자만 듣고 아무런 확인 없이 1초만에 처방전 발행하는 피부과외 의원의 처방 형태는 이미 도를 넘고 있습니다.

기본적인 사실을 알고 있는지 모르는지 제네릭 회사만 바꾸어 가면서 의원하는 기간 동안내내 어떤 원인균이던 간에 상관없이 손 발톱이 변형상태이면 무조건 오직 복용하기 편한 플루코나졸 1 가지만 처방하는 의원들이 생각보다 많이 있습니다.

이런 사실에 대해 동료 피부과 의사들이 보아도 한심하다 할 것입니다.

몇가지 매뉴얼 정해놓고 의약 분업 전에 약국에서 직접 투약하는 경우와 무엇이 다릅니까?

피부과에서도 온갖 검사를 다해도 손 발톱 무좀 오진율은 30%가 넘는다고 합니다.

눈으로, 촉으로만 하는 진료 행태에 페널티를 주는 방법을 강구해야 합니다.

사회도 이런 식의 진료라면 경구용 항 진균제 처방을 피부과로 제한해야 한다고 한마디 거들어야 합니다.

이러한 항진균제는 6개월 이상을 복용해야하는 약물입니다.

정확한 균 판별없이 장기간 복용해야 하는 것이 옳다고 생각하시지 않으시겠지요.

플루코나졸(디푸루칸)은 이트라코나졸(스포라녹스)에 비해 복용하는 방법도 편하고 주의사항도 적습니다. 게다가 복용도 간편합니다.

이런 이유 아닌 이유로 플루코나졸(디푸루칸)이 많이 선호됩니다.

최근에는 손발톱 무좀에 플루코나졸도 좋은 결과가 있다는 논문도 있다합니다.

그러나 아직은 사상균과 칸디다균의 감별에 의한 약물 선택이 옳습니다.

이트라코나졸(스포라녹스)는 지용성 약물입니다. 지용성이란 의미 그대로 지방에 친화적이라는 것이지요. 지용성 약물의 흡수를 극대화 하기 위해서는 섭취한 음식물이 지방 형태로 존재하는 시간이 지용성 약물의 흡수가 제일 좋은 시간입니다. 그래서 이트라코나졸(스포라녹스)는 식사 직후에 복용하는 것이 제일 좋습니다.

또 한가지 중요한 점이 있습니다.

약품 설명서 내역을 그대로 옮겨 봅니다.

수산화 알루미늄과 같은 위산 중화제나 H-2 길항제, 프로톤펌프억제제와 같은 위산분비 억제제처럼 위 산도를 저하시키는 약물은 이트라코나졸 캡슐에서 이트라코나졸의 흡수를 방해한다. 이들 약물과 이트라코나졸 캡슐을 병용 투여시 주의하여 사용하는 것이 권장된다. 위산억제제와 이트라코나졸의 병용 투여는 좋지 않다는 것입니다.

이해가 안가지요. H-2 길항제, 프로톤펌프억제제 같은 다음에 말씀드리게 됩니다만...

쉽게 말씀드리면 이트라코나졸(스포라녹스)를 복용할 때에는 위속의 산을 중화시키거나 산 발생을 못하게 하는 약물, 또 다르게 표현하면 약을 먹으면 위장 장애중 속쓰림이 발생하는것에 대비한 약물을 복용하면 안된다는 것입니다. 약물의 효과를 기대할 수 없다는 것입니다. 심각한 내부 장기의 진균 감염증으로 복용중인 항 진균제가 아무런 효과를 기대할 수없다는 처방이라면.....심각하지요

약사님들의 포탈 사이트에서 보았습니다

폐(肺)의 진균의 감염증 중 하나인 아스페르길루스증에 넥시움 20mg 1일 1회, 스포라녹스 2정을 1일 2회 56일 처방되었습니다.

넥시움은 프로톤펌프 억제제입니다. 위산을 최저 수준으로 만들어주는 약물입니다.

처방이 문제가 있는 겁니다.(무슨 특별한 이유가 있을까?)

심각한 내부 장기의 진균 감염증입니다.

56일 복용 하였을 경우 적절한 치료를 기대할 수 있을까요?

절대 아닙니다. 상식을 벗어난 처방전입니다.

약물의 무지입니다.

만약 처방의사가 넥시움 처방에 대한 댓가를 받았다면 범죄에 해당됩니다.

상품명 처방의 피해 사례입니다.

이런 경우 그래도 인근 의원인 처방전이라면 처방의와 전화로 정정을 요청합니다. 수습이 됩니다.

종합병원 처방의와의 대화는 쉽지 않는 부분이 많습니다.

설사 통화 된다 해도 아 그거 괜찮습니다는 말로 마무리 하려 합니다.

괜찮지요, 외견상으로는 아무런 변화도 없지요.

환자도 오직 잘 알아서 처방 하였겠지... 하는 쪽으로 기웁니다.

안타가운 마음에 사이트에 글이라도 올린 거라 짐작합니다.

약국의 대화에 귀를, 마음을 열어주십시오.

약의 전문가는 약사입니다.

진료의 전문가는 의사입니다

정확한 진단이 필요한 항진균제의 처방은 피부과 의원으로 제한해야 합니다.

맡은바 제 역할이 각기 다르다는 것을 인정하는 사회가 되었으면 합니다.

의사는 의사로 피부과 의사는 피부과 의사로 약사는 약사로 각자의 무대가 있습니다.

04

약은 약사에게 비뇨기계 진료는 비뇨기과에서...

》 비뇨기계 약물의 처방을 비뇨기과로 제한하면..

》 전립선 비대증 약물과 탈모 약물

27
비뇨기계 약물의 처방을 비뇨기과로 제한하면..

전립선 비대증 약물도 비뇨기과에서만 처방하는 제도를 만들어야 합니다.
남자에게 알파 차단제의 투약 지침은 확립이 되었으나 여성에게 알파 차단제 사용에 대해서는 확립이 덜 되어 있습니다. 따라서 발표된 결과도 아직은 적다는 사실을 비뇨기과 전문의는 알고 있는 사항 일겁니다.

교감 신경을 흥분시킨 약물을 사용하면 혈관이 수축 된다는 이야기 한 적이 있지요.

아무 생각없이 교감신경 흥분제 감기약 먹고 소변이 나오지 않아 응급실에 가서 강제로 배뇨시키는 분들 많이 있습니다. 전립선비대증 환자는 많은 주의가 필요하고 젊고 건강한 사람도 이런 현상이 올 수 있습니다. 앞서 나왔던 내용입니다.

반대로 교감 신경을 억제시키면 무슨 현상이 나타나겠습니까?

반대 현상이 생기게 됩니다. 쉽지요. 혈관은 확장됩니다. 당근 혈압은 떨어집니다.

소변 보기가 힘들 수 있다의 반대 개념 소변 보기가 좋아집니다 맞지요?

처음 나오는 용어입니다. 수용체receptor입니다.

사장실에 계시는 사장님을 만나 중요한 정보를 알려야 할 때 제일 먼저 해야하는 일이 무엇이겠습니까? 사장실 문을 열어야 합니다. 유리 창을 깨고 들어가거나 벽을 허물고 들어 갈수도 있습니니다만....

우리 몸의 세포도 마찬 가지입니다. 외부의 정보를 받아 들여야 하는 관문이 있는데 정보를 얻기 위해서는 문을 열어야 하듯이 수용체receptor에 결합해야 합니다. 문을 열고 들어가야 사장님에게 정보를 제공할 수 있습니다. 수용체receptor에 결합을 먼저 해야 세포 안에 있는 핵으로 정보를 전달할 수 있습니다.

우리 몸 60조 개의 세포의 세포막에는 필요한 정보를 얻기 위해 수용체receptor가 존재합니다.

교감 신경에서 혈관에 많이 분포되어 있는 수용체를 알파 수용체라고 부릅니다.

기관지 확장제 기억하시죠, 기관지나 심장에 분포되어 있는 수용체를 베타 수용체라고 부릅니다.

교감신경의 신호를 받아드리는 수용체를 교감신경 수용체adrenegic receptor라고 합니다. 아드레날린 수용체adrenegic receptor에 작용하여 교감 신경의 효과를 가져가는 물질을 효현제agonist라고 하며 그 반대 개념을 가진 물질을 차단제antagonist라 합니다.

정리가 되셨나요?

슈도에페드린은 혈관에 작용하므로 알파 수용체이고 교감신경의 효과를 가져오므로 효현제 이지요. 그래서 알파 효현제agonist는 슈도에페드린입니다

반대로 알파 차단제antagonist는 무엇 이겠습니까?

혈관을 확장을 통해 혈압을 내리고 뇨尿가 배출되는 길을 확보하여 소변을 편하게 볼 수 있는 약물이 알파 차단제입니다.

소변을 편하게 보지 못한 질환 대표하는 질환이 전립선 비대증입니다.

알파 차단제는 전립선 비대증 치료제 이며 동시에 혈압 강하제로 사용되는 약물들을 말합니다. 그리고 알파 수용체는 혈관에 그리고 방광근에 많이 분포되어 있습니다.

이해 되지요?

맨 처음 개발된 전립선 비대증 치료제 즉 알파차단제는 프라조신 prazosin(미니프레스)이라는 약물이였는데 이 약물은 오히려 혈압 강하제로 사용되었습니다. 지금은 사용하지 않는 약물이 되었고 다음으로 doxazosi(카두라), terazosin(하이트린)이 나왔는데 고혈압 약물과 배뇨 장애 증상의 개선제로 사용 되었습니다.

문제점이 보이지요.

혈압도 높고 전립선비대증으로 고생하시는 환자라면 일타 쌍피의 효과를 가지지만 반대 상황인 혈압은 낮고 전립성 비대증이 있는 경우라면 선택하기가 어렵습니다.

저혈압이 발생할 수 있기 때문입니다.

이런 문제를 해결하는 약물이 등장하게 됩니다.

탐스로신(하루날)이란 약물입니다. 혈관을 확장시키는 작용은 최소로 없게 하거나 적게 하는 약물입니다. 이와 유사한 약물이 많이 출현하게 됩니다.

Alfuzosin(자트랄) silodosin(트루패스) naftopidil(플리바스)입니다.

이중 플리바스만 특허 기간에 있어 제네릭이 없고 기타의 약물은 많은 제네릭이 유통되고 있습니다.

그러면 이러한 전립선 비대증의 약물의 주의점은 무엇이겠습니까?

혈관을 확장시키는 작용은 적지만 그래도 혹시 발생할 여지가 있는 저혈압을 주의해야 합니다.

전립선은 남자에게만 있지요.

여자에게 이러한 약물의 사용은 가능할까요?

답(答)을 하기 전에 탐스로신(하루날)등의 모든 알파 차단제 약물의 공인된 적응증은 전립선 비대증에 의한 배뇨 장애 뿐입니다.

공인된 적응증은 곧 법입니다.

그렇다면 여자에게는 사용하지 못 할까요?.

전립선 비대 때문이 아닌 배뇨 장애에는 off label(공인된 허가 외 용도)로 여자에게도 사용할 수 있습니다.

여자의 배뇨 장애에도 사용 할 수 있는 적응증을 획득하면 되는데 왜 하지 않았을까요?

적응증 한 줄을 사용하기 위해 많은 투자를 합니다. 쉽게 얻어지는 사안이 아닙니다.

여자의 배뇨 장애에 알파 차단제를 사용 할 만한 경우가 적기 때문에 적은 시장을 얻기 위해 투자를 할 필요가 없는 경우 일겁니다.

다음으로 탐스로신(하루날)같은 알파 차단제가 여자의 배뇨 곤란에 확실한 믿음을 주지 못하는 약물이라는 뜻도 포함되어 있습니다.

결론적으로 알파 차단제를 여자에게 투여할 수는 있습니다.

그렇지만 일반적인 경우는 아닙니다.

진료 결과 여자에게 알파 차단제를 처방 했다고 잘못된 처방이라고 말 할 수는 없습니다. 그런데 이러한 처방의 흐름은 일정한 의원에게서만 보입니다.

어느 의원은 알파 차단제 여자 처방 비율이 10%라면 어느 의원은 80%를 상회 한다는 것입니다.

이는 무엇을 말하는 것일까요?

비뇨기과 전문의가 아닌 경우 정확한 처방이 이루워지지 않고 있음을 증명하는 것입니다.

배뇨 관계 증상 만을 듣고 그리고 제네릭 회사의 제품명 몇가지만 제약회사 직원에게서 듣고 처방 하기 때문입니다.

이런 점도 상품명 처방의 모순입니다.

내과는 내과 진료만 정형외과는 거기에 맞는 진료만하고 배뇨 증상을 호소하면 전문가에게 의뢰 하면 됩니다. 그런데 왜 비뇨기과 약물의 상품명 처방을 내과 전문의가 하겠습니까?

속이 쓰리고 아파서는 비뇨기과에 가지는 않는데 왜 비뇨기 질환은 여기저기 다니실까?

언젠가 잘 아는 약국에서 화난 전화를 받았습니다.

환자는 자꾸자꾸 화장실에 가게 되는데 시원하게 배뇨를 할 수 없어 병원에 갔는데 알파 차단제만을 계속 처방해서 전화를 하였답니다.

00 약국인데요. 탐스로신(하루날) 처방 하시는데 전립선비대증에 사용되는 약물이지요.

하고나서 다음 말로 여성에게서 알파 차단제의 효과에 대해 말 하려고 하였는데 2층 원장님 왈 약사님 탐스로신(하루날)은 여자에게도 사용할 수 있습니다. 잘 알고 말하세요, 바빠서 이만 끝습니다, 하고 전화 꽝 끊더랍니다.

그 2층 원장님 자기들끼리 저녁 식사에서 얼마나 안주거리가 되었겠습니까?

약사들 그 정도로 무식 한 줄 정말 몰랐다고....

졸지에 천하에도 없는 무식한 약사가 되어버렸습니다.

누가 무식합니까? 의사가? 약사가? 물론 그 의원은 비뇨기과가 아니였습니다.

전립선 비대증 약물도 비뇨기과에서만 처방하는 제도를 만들어야 합니다.

남자에게 알파 차단제의 투약 지침은 확립이 되었으나 여성에게 알파 차단제 사용에 대해서는 확립이 덜 되어 있습니다. 따라서 발표된 결과도 아직은 적다는 사실을 비뇨기과 전문의는 알고 있는 사항일겁니다.

남자 여자 공히 오프라벨로 인정 해주는 부분은 신경인성방광 질환입니다.

뇌, 척수나 말초신경 등 신경계통에 이상이 발생하는 경우 소변을 저장하고 배출하는데 많은 문제가 발생하게 되어 소변 보기에 힘이 많이 들거나 소변을 참지 못하고 자주 지리는 증상을 신경인성방광神經因性膀胱이라 합니다. 정상인에서 일시적으로 신경이 예민해서 발생하는 경우는 아닙니다.

알파차단제가 신경인성방광에 효과가 있다는 건 비뇨기과 전문의들에게도 잘 알려진 사실입니다. 기존 알파차단제에 남자건 여자건 오프라벨을 인정해주고 있습니다.

28
전립선 비대증 약물과 탈모 약물

혈중의 테스토스테론에는 영향을 미치지 않으므로 이론적으로는 성욕 등의 성기능에는 영향을 미치치 않습니다. 그러나 2가지 약물에서 모두 부작용으로 약간의 성기능에 대한 부작용이 나타 납니다. 아이러니칼하게 성기능의 부작용을 고지(告知)하면 고지 받지 못한 사람보다 훨씬 높게 성 기능에 대한 부작용을 경험한다 합니다.

전립선이란 남성에게만 있으며 정액의 일부를 만들어내는 기관으로 방광 바로 아래 있으며 요도를 둘러싸고 있는데 남성은 나이가 들면서 전립선의 크기가 자꾸 커지게 되는데 이를 가리켜 전립선 비대증이라고 합니다.

전립선이 커지면 요도를 압박하게 되므로 소변이 나오기 힘들게 됩니다.

차료하는 방법으로는 첫 번째로 뇨도를 잘 열어주는 알파차단제를 사용하게 됩니다.

다음으로 어떤 방법?이 가능 하겠습니까?

네 전립선의 크기를 줄여주면 됩니다.

고환에서 분비되는 남성의 상징인 테스토스테론[Testosterone]은 5-α reductase (5 알파-환원효소)에 의해 강력한 남성호르몬인 디히드로테스토스테론[dihydrotestosterone, DHT]으로 변환됩니다.

디하이드로테스토스테론[DHT]은 외부 남성 생식기 생성에서 중요한 역할을 하는 반면 성인에게는 전립선과 모낭에서 주요한 남성 호르몬의 작용을 합니다

다시 말하자면 테스토스테론중 일부에서 5 알파-환원효소에 의해 디하이드로테스토스테론로 변환하는데 만약 유년기에 5 알파-환원효소가 없으면 남성의 생식기가 완성이 안되고 반대로 성인이 되어 5 알파 환원효소가 지나치게 많으면 전립선이 비대됩니다.

5-alpha reductase(5 알파 환원효소)를 억제하면 디하이드로테스토스테론으로 전환을 차단하여 전립선내의 디하이드로테스토스테론[DHT]농도를 낮추어서 전립선의 퇴화를 유도합니다.

5 alpha reductase 억제제로 전세계에서 유통되는 약물은 단 2가지입니다.

피네스테라이드(프로스카)와 두타스테라이드(아보다트)입니다.

많은 제네릭이 유통되고 있어 일반인은 여러 약물이 있는 줄 알지만 딱 2가지 약물입니다.

이 2가지 약물은 전립선 내에서 디하이드로테스토스테론의 수치 만을 낮추게 됩니다.

혈중의 테스토스테론에는 영향을 미치지 않으므로 이론적으로는 성욕 등의 성기능에는 영향을 미치치 않습니다. 그러나 2가지 약물에서 모두 부작용으로 약간의 성기능에 대한 부작용이 나타 납니다. 아이러니칼하게 성기능의 부작용을 고지(告知)하면 고지 받지 못한 사람보다 훨씬 높게 성 기능에 대한 부작용을 경험한다 합니다.

알파 차단제가 배뇨 증상을 호전시키기는 하지만 단독 치료로는 전립선 비대증의 진행을 효과적으로 억제하지 못하므로 5 alpha reductase 억제제와의 병합 요법이 많이 처방됩니다. 6개월 복용으로 30% 정도의 전립선 크기가 감소하는 것으로 알려지고 있습니다.

부작용으로는 성욕 감퇴, 발기력 저하 등이 나타나지만 계속 복용을 하여도 이러한 부작용의 빈도는 증가하지 않으며 약물 투여를 중단하면 곧 소실된다 합니다.

탈모脫毛에 관한 episode는 고대부터 있어 왔습니다.

Hippocrates는 비들기 배설물로 치료한 기록이 있고 Aristoteles는 염소 오줌을 발랐다는 이야기도 있습니다. 좋지 않는 것을 이용하여 치료한 것을 보면 탈모를 보는 시각이 퍽이나 안좋았다는 생각이 듭니다.

로마 시대 황제 Caesar가 월계관을 쓴 것은 대머리를 감추기 위해서

였다고도 합니다.

실제로 Caesar는 탈모로 고민했다 합니다.

5 alpha reductase는 전립선 뿐만 아니라 모낭 세포에 존재하여 남성형 탈모를 일으킵니다.

때문에 모낭 세포내에서 5 알파 환원 효소를 막아 디하이드로테스토스테론의 활성화를 막음으로 남성형 탈모의 진행을 억제하게 됩니다.

남성 호르몬 테스토스테론은 2, 30대에 가장 왕성히 분비됩니다.

디하이드로테스토스테론으로의 변환도 많이 이루워 집니다.

당연히 이 시기가 탈모의 진행 속도가 제일 빠릅니다.

40대가 넘어서면 당연히 5 alpha reductase의 효과가 반감됩니다.

공인된 효능은 성인 남성(만18~41세)의 남성형 탈모증(안드로겐 탈모증)의 치료입니다.

5 alpha reductase 억제제인 피나스테라이드(프로스카)나 두타스테라이드(아보다트)를 사용했을 때 효능이 없는 사람들도 있는데, 그 차이는 개개인의 호르몬 수치에 따른 것입니다.

DHT 수치가 높은 군[群]과 낮은 군을 비교했을 때 DHT 수치가 높은 군에서는 굉장히 효과가 좋고, 수치가 낮은 군에서는 효과가 약하게 나타났습니다.

여성의 남성형 탈모에 피나스테라이드[finasteride]를 사용하는 경우를 종종 봅니다.

탈모의 원인이 되는 남성 호르몬은 남성뿐만 아니라 여성의 난소와 부신에서도 소량이 분비됩니다. 여성은 앞머리 선은 유지된다 합니다.

남자들처럼 완전히 머리가 맨들맨들하게 빠지는 대머리는 거의 발생하지 않습니다.

여성의 남성형 탈모라는 진단이 확실하면 폐경기 여성에게는 투여해 볼 수는 있습니다.

모든 조건이 합당하여 피나스테라이드finasteride를 투여 한다고 하여도 여성의 경우 기본적으로 DHT 수치가 남성에 비해 상당히 낮기 때문에 약의 효능이 덜 합니다. 이를 극복하기 위해 고용량을 사용하여야 하는데 저용량에 비해 효과는 좋으나 다른 부담을 가져 올 수 있겠지요.

여성에게 피나스테라이드(프로스카)나 두테스테라이드(아보다트)를 사용하는 것은 off label이라 합니다.

공인된 약효는 아니지만 약물의 작용하는 형태로 추측컨대 사용이 가능하여 처방권자의 재량에 의해 사용되는 적응증을 말합니다.

예를 들어 성인 남성의 남성형 치료가의 공인된 적응증이지만 여성에게도 남성형 탈모치료가 가능하다고 판단되면 처방이 가능하게 됩니다. 이렇게 공인된 외의 용도를 off label 그 반대를 on label이라 합니다. off label은 처방권자의 무한無限 책임이 따릅니다.

대한민국에서 환자에게 약 이름 듣고 아무런 문진없이 처방전에 그대로 약 이름을 복사해주고 댓가로 일정 액수의 수수료를 지불하는 약물이 몇가지 있는데 그중 하나가 탈모 방지 약물입니다.

대개는 1번 복용하면 1~2년 쉽게 복용하게 됩니다.

어떤 분은 비타민 먹는 것처럼 계속 복용하라고 하신 분도 있더라구요? 그런데 꼭 이렇게 매번 의미도 없는 처방전을 받아야 하는가? 진료다운 진료를 하는 것일까?

소아과에서 내과에서 정형외과에서 탈모와 전혀 무관하지만 의사 면허 있다는 이유로 처방전을 발행하는데 이게 맞는 것인지요?

처방전 리필이 제일로 가능하고 필요한 부분입니다.

아무런 의미 없는 진료 그것도 탈모와 무관한 해당 의사의 진료에 시간 없애고 돈 없애고......

05

염증물질... 프로스타글란딘과 류코트리엔

》 염증이란?

》 콧물 좀나는데 처방하라는 약물이 아닌데....

29
염증이란?

일반적으로 2가지 종류의 소염 진통제는 복용하지 않도록 하고 있습니다.
약국에서 이러한 사실을 꼭 확인 해야 합니다.
대한민국 어느 약국에서는 확인이 가능 합니다.
이러한 첵크는 약국의 중요한 업무 중의 하나입니다.

약국에서 많이 듣던 말 중의 하나가 신경통약 먹으면 속 다버린 다고 하는 말입니다.

위胃를 깍아 먹는 대표적인 약물이 소염 진통제입니다. NSAIDs 라고 합니다.

NSAIDs는 nonsteroidal anti-inflammatory drug로 스테로이드 구조를 가지고 있지 않으면서 항 염증 작용을 가지는 약물을 말합니다. 이 말을 잘 씹어보면 스테로이드 구조를 가진 항 염증 약물도 있다는 얘기가 됩니다.

스테로이드 구조를 가지면서 소염 작용을 가지는 약물들이 뭐 냐면 할머님들이 자주 찾던 오이씨 같은 신경통 약으로 알려진 부신 피질 호르몬 제입니다.

당근 이런 스테로이드 약물도 속을 다 버린다는 약물입니다.

위장 장애 뿐만 아니라 여러 많은 부작용을 가지는 약물인지라 스테로이드 구조가 아닌 화합물 즉 약물을 찾아 내기 시작하게 되는데 이런 약물들은 약국, 병원에서 빈도수가 아주 많은 소염 진통제 약물 군(群)입니다.

그러면 염증 이건 뭔가?

우리 몸에는 60조개의 세포가 있지요,

세포 당 1원으로 가격을 처도 우리 몸 값은 60조원입니다. 그 만큼 귀하다는 겁니다.

이 많은 세포의 막(세포벽이 아닙니다)은 인지질phospholipid로 구성되어있습니다.

피로 등의 여러 요인으로 인지질이 분리 된 상태가 될 수 있습니다.

분리 즉 떨어져 나간 인지질은 우리 몸에 있는 효소에 의해 아라키도닉 산arachidonic acid이 생성됩니다. 이름이 멋있지요? 옛날 서부극에 나온 인디안 추장 이름 같기도 하죠?

이 아리키도닉 산은 우리 몸에 상존하는 cyclooxygenase(COX)라는 효소에 의해 프로스타그란딘prostaglandin을 만들어 내게 되는데 이때 생성된 프로스타그란딘이라는 물질이 염증 물질 인거지요. 이런 프로스타글란딘은 우리 몸에서 호르몬은 아니지만 호르몬처럼 다양한 작용을 하게 됩니다.

그건 그거고.... 염증prostaglandin은 아라키도닉 산이 COX라는 효소에 의해 생성 된다 이거지요

여기서 문제.... 염증prostaglandin을 안 생기게 하려면 무슨 방법을 쓰면 될까요?

인지질이 떨어져 나오지 않게 하면 되겠지요.

피로감을 덜 느끼면 인지질이 조금이라도 덜 생기게 되겠네요.

다른 방법은?

음 다른 방법은? 그러네 인디언 추장 이름같은 아라키도닉 산인가 그것을 없애 버림 되겠네...

맞기는 맞는데 아라키도닉 산 이 안생기면 프로스타그란딘이라는 염증 물질이 생기지 않는 것은 맞지요, 그러나 프로스타그란딘이라는 것은 염증 상태를 유발하는 것 외에도 우리 몸의 꼭 필요한 프로스타글란딘을 생기게 할 수가 없지요.

필요한 프로스타글란딘이 생성되지 않으면 생명 활동을 영위할 수가 없지요.

그래서 아라키도닉 산을 필수 지방산이라고 합니다. 꼭 있어야 하는 물질입니다.

아라키도닉 산은 대표적으로 쇠고기에 많이 포함된 지방산입니다.

육식을 많이 섭취하면 아라키도닉 산이 많이 생기게 되고 그 결과 어러 종류의 프로스타그란딘이라는 염증 물질도 많이 생기게 되지요.

그래서 육식 위주의 식단은 별로 좋지 않다 라고 하는 겁니다.

그 방법은 안되고 그럼? 아 cyclooxygenase(COX)라는 효소를 없애 버리면 되겠네.

없애 버릴 수는 없고 COX라는 효소의 작용을 억제 시키게 되면 되겠지요.

그렇습니다.

염증을 없애는 작용을 가진 소염진통제 NSAID는 모두다 cyclooxygenase (COX)라는 효소를 억제시키는 약물들입니다.

부루펜도 낙센도 전부 방법은 동일합니다.

내과에서 정형외과에서 거의 모든 과에서 처방되는 약물군입니다. 종류도 다양합니다. 제네릭도 다양합니다.

이들은 모두 똑같은 방법으로 염증 상태를 해결하는 약인데 부루펜도 먹고 또 낙센을 복용하는 방법 즉 소염 진통제를 2가지 이상 동시 복용하는 방법은 옳은 투약 방법이 아닙니다.

효과의 증대는 커녕 부작용인 위장장애가 증가를 가져오기에 일반적으로 2가지 종류의 소염 진통제는 복용하지 않도록 하고 있습니다.

약국에서 이러한 사실을 꼭 확인해야 합니다.

대한민국 어느 약국에서는 확인이 가능합니다.

이러한 첵크는 약국의 중요한 업무 중의 하나입니다.

불편해 마시고 항시라도 질문 하십시오.

약국은 제일 가까운 곳에 위치한 여러분의 이웃 이기를 소망합니다.

30
콧물 좀나는데 처방하라는 약물이 아닌데....

재채기 좀 나는 콧물 감기 좀 들었다고 감기약에다 1알 2알 3알 처방하는 약물이 아니랍니다. 콧물 줄줄 난다고 하면 처방하는 약물이 아닙니다. 콧물에 일상적으로 사용하는 항히스타민이 아니라는 것입니다.

야 약 친구 숨찬 전화 소리.

싱귤레어가 항 히스타민 이냐? 나 미치것다

뭔일? 2층 젊은 의사가 새로 오시었는디 소아에게 줄만한 항 히스타민이 마땅한게 없어 싱귤레어 과립을 준비해 달라고해서 그게 무슨 항 히스타민? 했더니 왈 약사님이 그것도 모르냐고 달려들어서 한판 붙었다나?

Singulair(싱귤레어) 마지막에 air가 보입니다. Singul은 single입니다.

한가지 약물로 공기를 들어마시기 좋게 하는약?

공기를 들어마시기 나쁜 질환인 코막힘, 기관지 천식등을 치료하는 약물 아닌가요?

히스타민하고는 좀 먼~ 데.

세포막의 인지질phospholipids은 효소에 의해 아라키도닉산arachidonic acid가 생성됩니다. 생성된 아라키도닉 산은 2가지 경로에 따라 움직이게 됩니다.(29 단원 염증을 참고 하시면 좋습니다)

하나는 효소 cyclooxygenase(COX)에 의해 염증 물질인 프로스타글란딘등이 생성된다고 말씀드렸습니다. 이번에는 같은 방법으로 아리키도닉 산에서 loxooxygenase(LOX) 효소에 의해 류코트리엔leukotriene이 생성됩니다.

류코트리엔 좀 이름이 길고 어렵지요?

류코트린엔leukotriene이라는 명칭은 처음부터 붙여진 이름이 아니였습니다.

leukotriene에서 leuko는 백색을 말합니다. 백혈구 종류입니다.

류코트리엔이 1930년대에 처음으로 확인 되었을때 히스타민과 달리 상대적으로 느리게 나타나서 오래 지속되기 때문에 Slow reacting Substance이라 불렀습니다.

히스타민 생각나시지요? 항 히스타민도 말씀드렸고요...

이런 계통의 비슷한 물질 중에 브라드키닌Bradykinin이라고 있는데 이 새로운 물질과 구별하기위해 Slow-reacting substance of anaphylaxia(SRS-A)라 명명하기 시작 하였습니다.

Slow-reacting substance of anaphylaxia(SRS-A)가 후에 류코트리엔 leukotriene이라 불리우게 됩니다. SRS 의미처럼 느리게 나타나서 오래 지속되는 염증성 물질입니다. 빠르게 생성되고 빠르게 없어지는 그런 물질이 아닙니다. 류코트리엔leukotriene 없애는 약 며칠 먹었다고 빠르게 없어지는 물질이 아니라는 것입니다. 그런데 종종 아니 너무 많이 며칠 먹었다고 빠르게 없어지는 약물로 오용되고 있습니다.

오래 지속되기 때문에 알레르기 반응에 의한 후기 염증 반응은 보통 류코트리엔에 의한 것이 많습니다. 알레르기 비염의 후기 상태에 발생하는 코막힘 증상은 류코트리엔에 기인하는 경우도 있다 합니다. 그래서 이 계통 약물을 알레르기 비염에 사용되는 이유이기도 합니다.

재채기 좀 나는 콧물 감기 좀 들었다고 감기약에다 1알 2알 3알 처방하는 약물이 아니랍니다. 콧물 줄줄 난다고 하면 처방하는 약물이 아닙니다. 콧물에 일상적으로 사용하는 항히스타민이 아니라는 것입니다.

그러나 이런 처방이 너무 많이 보입니다.

1970년대 후반에서야 류코트리엔이라는 명칭이 불리워졌고 1979년 류코트리엔의 구조 발표는 노벨 의학상을 수상으로 이어집니다. 시차를 따져보면 의.약대 교과서에는 아마 90년대에도 류코트리엔이라는 단어가 없었을 겁니다. 류코트리엔 관련 약물이 처음으로 나온게 90년대 후반? 50대 60대 의.약사도 사회에 한참 나온 후에 들어본 이름입니다.

그래서 인지 항 히스타민으로 오해하는 분들이 너무 너무 많습니다.

1960년대 초에는 SRS-Anaphylaxia와 천식의 연결 고리가 증명 되었습니다. 류코트리엔은 기관지의 수축을 일으켜 천식을 일으키는 염증물질로 알려졌습니다.

이번에는 염증 물질인 류코트리엔의 좋지 못한 작용을 어떻게 억제할 수 있을까 하는 생각을 해 봅니다.

소염 진통제 NSAID는 COX효소를 억제 하여 염증 물질인 프로스타글란딘을 생성 시키지 못하게 하는 것입니다.

마찬가지 방법으로 아리키도닉 산에서 다른 효소에 의해 류코트리엔을 생성 못하게 하면 됩니다. 여기에 해당되는 효소가 록소옥시게나제loxooxgenase입니다. 록소옥시게나제를 억제시키는 약물을 만들면 류코트리엔이 만들어 지지 않습니다. 그러나 록소옥시게나제를 억제시키는 약물은 국내에는 소개 되지 않았습니다.

다른 방법은 류코트리엔이 세포내로 들어오는 통로인 세포막에 있는 수용체를 찾아 내는 것입니다. 수용체를 통해서 류코트리엔이 세포내로 들어 갑니다.

류코트리엔 수용체receptor에 류코트리엔이 달라붙지 못하게 하는 방법을 사용합니다. 류코트리엔 수용체 억제제leukotrien receptor antagonist, LTRA라 부릅니다.

류코트리엔이 염증 작용이 일어나게 하는데 이를 억제하는 약물들을 LTRAleukotrien receptor antagonist라 부릅니다.

류코트리엔수용체 억제제leukotrien receptor antagonist에는 몬테루카스트Montelukas(싱귤레어), 자피루카스트Zafirlukast(아콜레이트), 푸라누카스트Pranlukast(오논)이 있습니다.

제일 많이 유통되는 약물은 몬테루카스트Montelukas(싱귤레어)입니다.

몬테루카스트(싱귤레어)는 빛과 습기에 너무 아주 너~무 약합니다

햇빛은 물론 형광등 불빛에도 약효가 감소한다고 하기도 합니다

습기에도 약합니다.

따라서 포장 상태를 개봉을 하면 약효가 줄어 집니다.

설명서를 보면 4mg 과립은 이유식, 모유 또는 죽과 같은 연한 음식soft food에 섞어서 복용하며 복용 직전까지 포장을 개봉해서는 안되며, 개봉 후에는 즉시(15분내에) 이유식, 모유 또는 음식에 섞거나 그대로 전량을 복용하도록 한다고 적혀 있습니다.

과립이 물에 접촉하면 약효가 없어지니 간단한 밥이나 죽에 뿌려 먹어라는 것입니다.

개봉한 채로 투약해서는 좋지 않습니다.

그런데 말입니다.

0.5정을 아침, 저녁 분복하라는 처방도 있답니다.

0.5정을 조제 하려면 개봉해서 절단해야 합니다. 개봉한 채로 투약하면 효과를 담보하지 못한 약물이라는 사실을 알고 있지 못한다는 것을 말하고 있습니다.

1정의 약물이라도 필요 없으면 복용하지 않는 것이며 정확하게 복용

하는 것이 중요한 원칙입니다. 적당하게 연관성이 있다고 복용한다면 진료의 의미는 무엇입니까?

코 감기로 콧물이 훌쩍 훌쩍 적당히 먹어주면 좋겠지 하는 것은 옳은 방법이 아닙니다.

몬테루카스트(싱귤레어)를 먹은 성인 및 소아에서 자살 충동, 행동 및 정서 장애 등이 보고되어 정식으로 사용 설명서에 자살이 추가 되었다고 합니다.

자살 충동이 얼마나 많은 케이스가 있는지는 모르겠습니다.

부작용은 단 1건이라도 발생하면 사용 설명서에 기입되는 것이 원칙입니다.

자살 충동 같은 심각한 부작용이 없더라도 필요 없는 약물이라면 처방하지 않는 것이 원칙입니다.

06

진통제 먹으면 속 다 버린다는데...

- 》 소염 진통제 복용시 위장 장애를 줄이는 약
- 》 위산 분비 억제 약물
- 》 아주 강한 산분비 억제 약물 PPI
- 》 PPI가 프로톤 펌프를 공격하는 최적의 시간
- 》 정형외과와 위산분비 억제 약물
- 》 소화 효소제가 의료보험 재정에 미치는 영향
- 》 진통작용 외는 쓸모 없는 울트라셋

31
소염 진통제 복용시 위장 장애를 줄이는 약

방어인자 개념으로 도입된 위장 관련 약물들은 효과가 있는 것도 아니고 없는 것도 아니고 하는 위장약 들이 많이 있습니다. 이런 약물들은 어찌보면 건강보험 안정을 위해서는 나오지 말아야 할 약물입니다.
처방권자의 냉철한 판단으로 이런 약물들은 처방되어야 합니다.
일반명(성분명) 처방이 필요한 이유 이기고 합니다.

부작용이 위장 장애 이면 위장약을 같이 먹어주면 되지 않나요?

틀린 말은 아니지만 또 맞는 말이라고도 할 수 없지요?.

프로스타그란딘을 못 생기게 한다는 것 생각나지요?

프로스타그란딘 생성이 안되는 건 좋은데 위胃내에서도 프로스타글란딘이 생성이 안됩니다. 프로스타글란딘의 종류는 다양합니다. 물론 하는 일도 다양합니다.

소염 진통제가 프로스타글란딘의 생산을 방해하게 되면 위. 십이지장에서는 프로스타글란딘이 생산이 안되면 위.십이지장의 염이나 궤양을 유발하기 때문입니다.

이런 경우 물론 소염 진통제NSAID를 먹지 않는 것이 가장 좋은 방법이지요.

그렇다고 가능한 한 최소량을 복용해야 한다는 정도로 그쳐야지 무조건 먹지 못하게 할 수도 없습니다. 그래서 언제나 소염 진통제NSAID를 복용해야 한다면 어떻게 해야 하나를 고민해야 합니다.

약국에서 가장 많이 듣는 말 중 하나가 약을 조제 해주면 위장약 들어 있느냐는 질문입니다.

가장 좋은 방법은 무엇이겠습니까?

산술적으로 생각하면 외부에서 프로스타글란딘prostaglandin을 공급해주는 것입니다.

미소푸로스톨(사이토텍)이 바로 그런 약물입니다.

그렇다고 미소푸로스톨misoprostol(싸이토텍)이 모든 걸 해결해 주는 약물도 아닙니다.

미소푸로스톨(싸이토텍)의 부작용도 많이 보고되고 있는데 제일 큰 부작용은 설사를 유발하고 임신 시에 절대적으로 금해야 하는 등의 부작용이 있다는 것입니다.

미소푸로스톨은 일반명(성분명)이고 싸이토텍이 오리지날 상품명입니다.

현재 미소푸로스톨(싸이토텍)은 좋은 대안이 못되고 있습니다.

소염 진통제의 위장 장애를 즉 소화성 궤양문제를 해결하기 위한 시도는 60년대부터 계속 되어오곤 있지만 모두 만족할 만한 효과를 만들어 내지 못하고 사리진 약물이 되어 버렸습니다.

소화성 궤양등의 치료 방법에는 큰 테두리로 본다면 2가지 방법이 제시됩니다.

공격 인자와 방어인자 개념입니다. 딱히 말하지 않아도 될 듯 합니다. 말 그대로 술 자극성인 음식등은 위의 정상 상태를 공격하여 산酸분비를 증가시키고 많은 양의 산분비에 의해 궤양이 발생됩니다, 이런 자극을 주는 물질은 공격인자라고 합니다.

소염 진통제NSAID도 빼놓을수 없는 공격인자입니다.

NO ACID, NO ULCER 산이 없으면 궤양도 없다는 겁니다. 그러나 이게 바뀌게 됩니다.

NO NSAID, NO ULCER 소염 진통제가 없으면 궤양도 없다 합니다.

방어인자 개념으로 도입된 위장 관련 약물들은 효과가 있는 것도 아니고 없는 것도 아니고 하는 위장약 들이 많이 있습니다. 이런 약물들은 어찌보면 건강보험 안정을 위해서는 나오지 말아야 할 약물입니다.

처방권자의 냉철한 판단으로 이런 약물들은 처방되어야 합니다.

일반명(성분명) 처방이 필요한 이유 이기고 합니다.

32
위산 분비 억제 약물

5.60년대 속이 쓰릴때 가장 먼저 찾던 약물이 중조입니다.
이 약물은 지금은 사용 하지 않습니다. 다음으로 나온 대중적 약물이 파란 병의 하얀 위장약으로 알려진 암포젤입니다.
그 시절에는 대단히 유명한 약물이였습니다

NSAID로 인한 궤양 뿐만아니라 위산의 과다분비를 해결하기 위한 대안으로 찾는 방법이 첫 번째로 공격 인자를 약하게 하는 방법입니다.

여기서 공격하는 물질은 당연히 위산胃酸이겠지요,

쉽게 말해 위산을 중화 시키거나 위산 분비를 억제시키거나 더 강하게 위산이 분비되는 장소를 폭파? 시키는 방법을 사용하고 있습니다.

위산의 분비를 억제시키는 약물의 사용처는 NSAID의 위장 장애를 막기 위한 방법으로도 필요하고 또 소화기 궤양및 위산과다의 치료 약물로 가장 기본 적인 방법으로 사용됩니다.

위산인 산성酸性을 중화 시키기 위해서는 알카리성을 가진 물질을 투여 한다는 것은 생각하기 쉬운 일입니다. 알카리성을 가진 물질을 찾게 됩니다. 대표적인 알카리성을 가진 물질은 소다(중조)입니다. 5.60년대 속이 쓰릴때 가장 먼저 찾던 약물이 중조입니다. 이 약물은 지금은 사용하지 않습니다. 다음으로 나온 대중적 약물이 파란 병의 하얀 위장약으로 알려진 암포젤입니다. 그 시절에는 대단히 유명한 약물이였습니다.

그 후 알마겔 등이 제산제로 등장하는 이름입니다.

이른바 이러한 약물들을 총칭하여 산을 억제, 제압한다는 의미로 제산제라고 합니다.

제산제는 소화기계에 필요 이상으로 분비된 위산을 중화하는 약물입니다.

제산제 시대를 지나 1970년대 새로운 아주 혁신적인 산 분비 억제제가 등장합니다.

위산이 분비되는 곳을 틀어 막아서 위산이 분비 되지 않게 하는 약물입니다.

타가메트, 잔탁, 큐란 등이 이 계통에 속하는 약물입니다.

H-2 blocker라고 합니다. 좀 어렵지요?

H는 히스타민을 말합니다. 가려움을 유발하는 물질입니다.

가려움증을 없애는 약물을 항 히스타민이라고 합니다.

히스타민을 받아주는 세포막에 있는 장소를 수용체라고 합니다.

히스타민 수용체라고 한는 곳은 2군데가 있는데 그중 1군데는 히스타민을 받아들이고 또 1군데는 위산을 분비하는 곳으로 알려졌습니다. 히스타민을 받아주는 수용체를 H-1, 위산 분비를 하는 수용체를 H-2라고 하여 산 분비를 못하게 하는 뜻으로 H-2 blocker라 합니다.

H-2 blocker중에 최초의 히트 제품은 시메티딘(타가메트)라는 약입니다.

이 시메티딘(타가메트)의 성공은 약업계 최초의 블록버스터 제품이라는 신화적 매출을 만들었습니다. 이 계통 약물로 다음에 나오는 큐란 잔탁 가스터도 아주 유명한 약물로 많은 사람들이 인지하고 있는 약물입니다.

1980년 대에는 이 시대 최고의 산 분비 억제제가 등장합니다.

이 약물보다 더 강력한 약물은 앞으로도 등장할 수 없으며 등장하지도 않을 겁니다.

물론 이건 내 혼자 개인적인 생각입니다.

이 최고의 산 분비 억제제는 프로톤 펌프의 작용을 억제시키는 약물입니다.

프론톤 펌프proton pump는 위벽세포gastric parietal cell에 있으며 강한 위산을 아주 많이 분비 시킵니다. 이러한 프로톤 펌프를 억제 정도가 아니라 아주 폭파 시켜 버리는 약물입니다. 산酸을 위胃속으로 펌프질하는 프론톤 펌프를 날려 버립니다.

AS 받아도 수리가 안되게 폭파 시켜버립니다.

4주 정도 복용하면 위속에 산이 거의 말라버리는 수준으로 만듭니다. 때문에 속이 전혀 쓰리지 않습니다.

위산 억제로 그렇게 속이 쓰리고 아팠던 위통이 말끔해집니다.

위산이 분비 되지 않는 동안 손상된 위 점막 세포는 스스로 재생을 할 시간을 얻게 되어 4주 혹은 8주 정도 복용하게 되면 궤양 치료 효과를 볼 수 있습니다.

이런 약물을 프로톤 펌프를 억제 시킨다하여 proton pump inhibitor (PPI)라고 합니다,

PPI는 궤양 부위를 치료 해주는 작용을 해주는 것이 아니라 산 분비를 억제 시킴으로 공격하는 물질을 없애므로 일정 기간 지나면 궤양 부위의 점막이 저절로 원 위치로 되게 해주는 것입니다.

PPI는 우리 몸에서 위산 분비를 한계점까지 없애주는 약물입니다

33
아주 강한 산분비 억제 약물 PPI

수소 이온은 밖으로 내보내는데 밖이라는게 위(胃)의 내부(內部)입니다.
위의 내부에 존재는 수소 이온과 우리가 먹는 소금(염화나트륨. NaCl)등에서 유래하는 염화이온과 결합하여 강산인 염산을 만듭니다. 프로톤 펌프(proton pump)는 강한 염산을 만드는 펌프입니다.

프로톤 펌프proton pump의 다른 이름은 H/K ATPase입니다.

H는 수소 이온입니다. K는 칼륨 이며 포타슘potassium이라 합니다.

여기서 말하고 있는 세포막은 위胃 세포에 위치한 세포막 이겠지요.

세포막에서 수소 이온은 밖으로 내보내고 칼륨 이온을 받아드리는 작용을 하는데 이런 작용을 하는데는 우리 몸 에너지인 ATP를 이용해서 이러한 교환 작용을 하는 효소입니다, 효소의 어미語尾는 ase입니다.

수소 이온은 밖으로 내보내는데 밖이라는게 위胃의 내부內部입니다.

위의 내부에 존재는 수소 이온과 우리가 먹는 소금(염화나트륨. NaCl)등에서 유래하는 염화이온과 결합하여 강산인 염산을 만듭니다.

프로톤 펌프proton pump는 강한 염산을 만드는 펌프입니다.

우리 몸 안에 존재하는 모든 효소는 단백질입니다.

단백질의 기본 단위는 20여종의 아미노산amino acid입니다.

아미노산이 여러개 결합하는 형태를 펩타이드peptide 결합이라 합니다.

2개의 아마노산이 결합 하면 디펩타이드dipeptide, 3개의 아미노산이 결합한 경우라면 트리펩타이드입니다.

많은 펩타이드가 결합하게 되면 폴리펩타이드입니다. poly는 많다는 의미가 있습니다.

폴리펩타이드보다 많은 결합이 단백질protein입니다.

그럼 우리가 음식으로 두부나 육류에 많다는 단백질을 섭취하면 어떤 경로를 밟을까요?

위에서 말씀드린 펩타이드 결합의 역으로 분해되어 각각의 아미노산으로 섭취됩니다.

두부라는 단백질을 먹습니다.

먼저 우리들의 몸 안에 존재하는 단백질 분해효소에 의해 폴리펩타이드로 분해됩니다.

폴리펩타이드는 효소에 의해 트리 펩타이드나 디펩타이드로 분해되고 마지막으로 각각의 아미노산으로 분해됩니다.

두부를 먹었던, 유명 세프가 요리해준 값나가는 육류를 먹었던, 500

원짜리 라면을 먹었던지 마지막은 아미노산으로 우리 몸에 존재한다는 것입니다.

이해가 안가지요? 예를 들어보지요?

5. 60년대 약물학의 원리가 많이 부족하던 시절입니다.

세균에 의해서 생기는 염증이 생겨납니다.

이 염증 덩어리를 자세히 관찰해보니 단백질이거든요?

이 염증 덩어리 즉 단백질을 분해시키는 효소를 사용하면 염증을 한방에 제거할 수 있겠구나 하고 연구를 한 결과 만들어낸 약물이 단백분해 소염 효소제입니다.

단백분해 소염효소제는 아미노산 끼리끼리 결합하는 펩타이드 결합을 한 물질입니다.

이러한 단백분해 소염 효소제를 복용하면 위나 장에 존재하고 있는 단백질 분해효소에 의해 약물로서의 작용을 하기도 전前에 각각의 아미노산으로 분해되어 버립니다.

약으로의 가치가 전혀 없는 거지요,

단백분해 소염 효소제는 효과가 없는 것으로 판단되어 모두 퇴출되어 지금은 사용되지 않습니다. 대표적으로 세라치오 펩티다제(단젠), 그리고 기모타부라는 약물 등으로 지금 현재는 퇴출 되었습니다.

비슷한 경우가 또 있습니다. 피떡이라고들 하지요. 세련된 말로 혈전이라고 합니다.

혈관을 타고 혈액이 순환하다기 혈전이 생기면 혈관이 막혀버립니다.

이 혈전 덩어리의 주체도 단백질입니다.

단백분해 효소제를 이용하면 혈전을 제거할 수 있습니다.

유로키나제라고 고속버스 휴게소에서 소변 채취하여 만든 약물입니다.

또 스트렙토키나제라고 하여 아주 높은 농도를 주입하여 혈전을 제거합니다.

유로키나제나 스트렙토키나제 모두 주사로 이용됩니다.

주사이지만 몸 안에 존재하는 단백분해 효소에 의해 분해되기 때문에 많은 양을 자주 주사해야 합니다.

잠깐 생각을 해봅시다.

몸 안에 존재하는 단백분해 효소제의 작용을 중지 시키면 한번의 주사로도 충분한 치료 용량에 이르도록 할 수 있지 않나? 하는 의심이 생깁니다.

그렇습니다. 이런 방법 즉 단백분해 효소제의 작용과 필요한 약물과의 접촉을 막음으로써 좋은 효과를 가진 약물을 개발하게 됩니다. 인슐린, 인터페론 이용에 이용되고 있습니다.

한미 약품이 프랑스 사노피에 기술 이전을 하여 어마어마한 액수로 기술을 판매한 기사 본 적 있으시지요? DISCOVERY에다 LAP을 붙여서

LAPSCOVERY 라는 기술입니다.

LAP은 long acting peptide & protein입니다.

조금은 이해가 되지요. 단백질의 작용을 오래 가져가는 기술입니다.

스트렙토키나제라는 성분을 가진 내복약이 있습니다.

바리타제, 뮤코라제...그 이름은 200여 가지도 아마 넘을 겁니다.

이 약물들은 세균성 염증 덩어리를 분해 한다고 사용되고 있습니다.

단젠등의 단백분해 소염 효소제는 전부 퇴출되고 스트렙토키나제(바리다제)만 법률적인 문제가 아직 남아 강제로 퇴출을 못시키고 있는 것으로 알고 있습니다.

이미 효과는 사형 선고를 받은 약물입니다. 이유는 이젠 아시겠지요?

단백 분해 소연 효소제라는 약물을 이해 한다면 처방을 하지 않을거고 그러면 퇴출이라는 법적 절차를 거치지 않더라도 자연히 사라질 것입니다. 그러나 여전히 대한민국 2층 원장님들의 처방전에 너무 자주 등장합니다.

상품명 처방의 또 하나의 피해입니다.

필요도 없는 약이 처방되고 또 그 약물을 복용하고 그것이 맞는 제도인지요?

만약에 단백질을 복용할 경우 분해 되지 않고 약효가 발현 된다면 현재 존재하는 당뇨 약물은 필요가 없습니다. 인슐린을 제조하여 복용하면 됩니다. 이런 방법이 불가능한 이유를 이제는 이해가 되시지요? 스트렙토키나제(바리다제)가 필요없는 이유와 인슐린을 경구용으로 만들지 않는 이유가 서로 다른가요?

콜라겐 들어 보셨지요? 콜라겐은 트리 펩타이드입니다. 3개의 아미노산이 펩타이드 결합을 한 형태입니다. 콜라겐은 피부 미용에 아주 효과적이라고 하여 콜라겐의 보고寶庫라 해서 돼지 껍데기를 즐겨찾습니다. 콜라겐이 들어있는 건강 식품도 복용합니다.

콜라겐을 먹는 다고 돼지 껍데기를 먹는다고 콜라겐이 가지는 기능이 나타나지 않습니다.

그리고 중요한 부분이 있습니다. 단백질의 직선형 구조는 아무런 특성을 나타내지 못합니다. 단백질 특유의 성질을 나타내기 위해서는 입체적인 구조 즉 고차 구조를 가지고 있어야만 됩니다.

단백질의 특유한 성질을 가지게 하는 입체 구조는 열이나 산도酸度등의 물리적 또는 화학적인 변화에 의해 입체 구조가 변하면서 그 특유의 성질을 상실하게 되며 이러한 현상을 단백질의 변성이라고 합니다.

단백질이 변성되면 본래 의미를 상실하게 됩니다.

달걀이 열을 받으면 삶은 달걀이 됩니다.

삶은 달걀에서 열을 없앤다고 생 달걀이 되지 못합니다. 이런게 단백질 변성입니다.

원상태로 가지 못하게 한다는 것을 비가역적 반응이라 합니다.

지난번 한국과 일본이 위안부 문제에 대해 불가역不可逆적으로 해결될 것을 확인한다고 합의 한다는 기사가 있었습니다. 이는 해결되지 않은 상태로 돌아가지 말자는 의미입니다.

외교적 수사는 불가역적인가 봅니다. 약물학적 수사는 비가역적을 많이 사용합니다.

아미노산 중에 유황(S)을 함유한 유일한 아마노산이 시스테인cystein입니다.

시스테인cystein은 –SH 결합으로 존재합니다. 어려우시죠?

설파히드릴Sulfhydryl기 결합이라 합니다.

–SH 구조 형태에서 H(수소)가 빠져나가는 형태로 결합하여 형성되는 것을 disulfide bonds (S–S결합)이라 하지요.

이러한 디설파이드disulfide 결합을 통하여 단백질의 구조를 변화시키는 작용을 많이 합니다. 파마약도 이런 방법입니다.

제모제除毛劑도 그러합니다. 가래도 단백질 형태입니다.

가래를 제거하는 거담제로도 이용됩니다.

프로톤 펌프proton pump도 이러한 방법을 통하여 고유의 기능을 못하게 합니다.

이런 반응을 비가역적 반응이라 합니다.

PPI 약물들은 프로톤 펌프proton pump를 비가역적으로 파괴시키는 약물입니다.

PPI에 의해 파괴된 프로톤 펌프proton pump가 다시 재생되는데는 약 2일 걸린다고 합니다.

그런데 그런데 그런데 만약에 100개의 프로톤 펌프proton pump 파괴 되어 2일 후에 재생되는데 그때 생산된 프로톤 펌프proton pump의 수는 100개를 넘어서 110개 정도 된답니다.

110개는 다음에 120개가 됩니다. 3년 4년 5년 끝이 없습니다.

PPI를 복용하다가 중단하면 위산 분비가 더 심해 진다는 겁니다. ....

속이 더 쓰리게 됩니다.

1년 아니 3. 4년 5년을 산酸 없이 살기????운동을 합니다.

이런 투약 방법이 맞다고 생각 하십니까?

산酸 없이 사는 그 기나 긴시간 ......

과연 건강 생활을 영위할 수 있을까요?

상당한 문제가 발생합니다...

그래서 필요한 경우 4주 정도 기간으로 1년에 3~4회 정도만 투약을 권고하고 있습니다.

국내에 소개된 프로톤 펌프 저해제 약물은 오메프라졸(로섹),오메프라졸의 카이랄 약물인 에스오메프라졸(넥시움), 란소프라졸(란스톤), 란소프라졸의 카이랄 약물인 덱스란소프라졸(덱실란트), 판토프라졸(판토록), 라베프라졸(파리에트) 그리고 국산 신약인 일라프라졸(놀텍)

이 유통되고 있습니다. 덱스란소프라졸(덱실란트)과 일라프라졸(놀텍)은 특허 기간 중이며 다른 제네릭은 아주 많이 유통되고 있습니다.

34
PPI가 프로톤 펌프를 공격하는 최적의 시간

프로톤 펌프는 하루 중 공복 상태가 가장 긴 시간인 아침 식전이 비 활성화된 H/K ATPase(proton pump)가 가장 많이 있습니다.
식사를 하게 되면 산(酸)분비가 왕성하게 일어납니다.
이 시점이 바로 PPI 약물로 프로톤 펌프를 파괴 시킬 수 있는 최적의 시간입니다.

PPI 약물를 복용하여 위산 분비를 줄이는 작용의 최대 효과를 얻기 위해서는 프로톤 펌프가 활성화되는 시점에 공격하는 것이 중요합니다.

프로톤 펌프가 비非 활성화 시기에는 PPI 약물을 아무리 복용해도 파괴 시킬 수가 없습니다. 야간에는 프로톤 펌프가 소수小數만 활성화 되므로 만약 자기 전에 PPI 약물를 복용 한다면 최대 공격 효과를 얻기 힘들게 됩니다.

이상의 기본적인 개념을 가지고 2층 원장님들은 처방 하셔야 되고 약국에서는 복약지도를 해야 합니다. 대부분 PPI 약물들의 공격 시점은 프로톤 펌프가 활성화되는 시점입니다.

프로톤 펌프는 하루 중 공복 상태가 가장 긴 시간인 아침 식전이 비

활성화된 H/K ATPase proton pump가 가장 많이 있습니다.

식사를 하게 되면 산酸분비가 왕성하게 일어납니다.

이 시점이 바로 PPI 약물로 프로톤 펌프를 파괴 시킬 수 있는 최적의 시간입니다.

PPI 약물 복용 후에 아침 식사를 거르게 되는 경우에는 산분비가 일어나지 않아 만족 할만한 PPI 약물 효과를 기대 하기 어렵습니다

최소한의 음식이나 커피 등을 먹게 하여 프로톤 펌프를 활성화 시키도록 해야 한다는 것은 아주 중요합니다. PPI 약물을 오래동안 복용 하였음에도 위산과다 증상이 계속된다면 이런 점을 check 해 보십시오.

PPI 약물은 공복 상태가 가장 긴 아침식전 복용하면 중성인 혈액을 타고 H/K ATPase proton pump가 있는 위벽세포 parietal cell 내의 분비가 유도되는 기관에 대기 상태로 기다리게 됩니다.

복용하고 대기 상태의 기간을 포함 4시간 후에 약효의 발현이 시작된다 합니다

비활성화 상태의 프로톤 펌프가 4시간 정도의 대기상태를 지나 위내 산도의 변화에 의해 활성화 됨으로부터 PPI 약물의 작용은 시작됩니다.

1일 2회의 PPI 약물이 필요하다면 아침과 저녁 식전 30분이 추천되는 복용 시간입니다.

오락실 두더지 게임 다들 기억하시죠?

튀어 나오는 두더지만이 뿅 망치로 때려 잡을 수 있습니다.

숨어 있는 두더지는 뿅망치로 때려 잡을 수 없는 게임입니다.

튀어 나오는 두더지는 활성화 된 프로톤 펌프이고, 숨어있는 두더지는 비활성화 된 프로톤 펌프proton pump입니다. 뿅망치는 PPI 약물입니다.

숨어있는 두더지(비활성화 된 프로톤 펌프)는 뿅망치(PPI)로 공격을 할 수가 없습니다.

연기를 슬슬 피어주면 숨어있는 두더지가 튀어 나갑니다. Proton pump가 활성화 됩니다.

연기는 위산胃酸입니다.

반대로 연기를 피어주지 않으면 두더지는 꼼짝하지 않고 숨어 있습니다. 뿅망치로 때려 잡을 수 없습니다.

아무도 없는 시간(위胃에 음식이 없는 시간)을 틈타 뿅 망치 PPI는 잠복을 합니다.

숨도 크게 못쉬고 연기가 피어올라 두더지가 활성화 되는 4시간 동안 매복하고 기다립니다.

연기가 피어오르자 두더지가 튀어 오릅니다.

연기를 피운다고 숨어있던 두더지가 전부 튀어 나오는게 아닙니다.

5분 있다 튀어 나온 두더지 잠자다가 튀어 나온 두더지 가지가지입니다.

뿅 망치맞고 1~2일 기절하다 다시나온 두더지도 있고 또 그렇게 연기를 피워도 꿈쩍 않고 숨어 있는 두더지도 있기 마련입니다. 이래저래 두더지를 전부 소탕하려면 5일 정도 걸립니다. 약효의 발현이 5일의 시간이 필요합니다.

약물의 특성상 빠른 효과는 기대 하기 어렵습니다.

저녁 회식후 다음날 속이 쓰리다면 PPI 약물보다는 작용 시점이 빠른 타가메트, 잔탁, 큐란 같은 H-2 브러커가 필요합니다.

위산과다 증상의 빠른 해결을 위해서는 PPI 약물보다는 H-2 브러커를 사용하는 것이 옳습니다.

35
정형외과와 위산분비 억제 약물

소염진통제 한 약물에 제산제 위장약 2, 3가지 달라붙습니다.
그것도 일사분란하게.... 더구나 처방된 약물이 모두 동일 회사 제품으로 꽉 채웁니다.
리베이트 고리가 생긴 것입니다.
이런 상황은 절대 있어서는 안되는 일입니다.

소염 진통제 복용으로 공격 인자인 위산 분비가 증가되어 위통을 느끼는 것에 대비해서 환자의 상태에 따라 제산제를 처방하는 경우도 많이 있습니다.

제산제와 H-2 blocker가 함께 들어간 복합제가 처방 되기도 합니다.

또 다른 경우 소염 진통제를 복용해야 하나 궤양을 가지고 있거나 복용하면 곧 바로 궤양이 발생할 확률이 아주 높은 사람을 위하여 소염 진통제와 PPI를 결합 시킨 약물도 처방 하기도 합니다.

소염 진통제의 사용처는 거의 모든 과科에서 일어 납니다.

그중 정형외과 분야는 여러 요인으로 소염 진통제를 처방합니다.

필수적인 약물이지요. 그래서 정형외과를 중심에 두고 이야기를 해

보겠습니다.

소염 진통제를 처방하고 속쓰림 등의 위장 장애를 호소하는 경우 대처 방법으로 제산제를 처방합니다. 환자의 상태에 따라 적절히 선택하면 됩니다.

사실 소염 진통제를 며칠 복용한다고 모두가 다 위장 상태가 엉망이 되지는 않습니다.

물론 연령층 개인적 소인에 따라 다르겠지요,

하여튼 소염진통제에 따른 위장 상태를 체크하는 것도 진료 형태이니 딱히 할 말은 없습니다만 리베이트 고리가 연결 된다면 어떤 일이 발생 하겠습니까?

소염진통제 한 약물에 제산제 위장약 2. 3가지 달라붙습니다.

그것도 일사분란하게.... 더구나 처방된 약물이 모두 동일 회사 제품으로 꽉 채웁니다.

리베이트 고리가 생긴 것입니다.

이런 상황은 절대 있어서는 안되는 일입니다.

결과적으로 소염 진통제를 복용하면 위를 망친다는 가설을 근거로 필요 이상의 처방을 하여 환자는 필요 없는 약을 복용하게 되고 보험 재정은 쓸데 없는 약가가 지출되어 보험 재정 건전 상태가 훼손됩니다.

이런 경우 치료 약물 중심 약물이 소염 진통제는 상품명 처방을 하더라도 보조적 요법인 위장 관련 약물은 일반명(성분명)처방을 시행하면 이러한 리베이트 고리가 없어 집니다.

환자의 약물 남용과 보험 재정의 건전화 2가지를 해결하게 됩니다.

또 이상한 부분이 있습니다.

소염 진통제로 인한 위장 장애 대처법으로 몇가지를 말씀 드린바 있습니다.

프로스타글란딘을 넣어주는 약물, 공격인자인 위산을 제산 혹은 분비를 억제하는 약물을 사용함이 적절하다고 하였습니다.

소염 진통제와 최고의 위산 분비 억제제인 PPI와의 결합한 약물이 탄생하게 됩니다.

이론적으로는 위장장애를 해소 시킬 수 있는 환상의 약물이 탄생하게 된 것입니다.

비모보와 낙소졸이라는 약물입니다.

모두 다 나프록센(낙센)과 PPI 복합제입니다.

이 약물들의 적응증은 비스테로이드성 소염진통제(나프록센 등)와 관련한 위궤양 또는 십이지장궤양의 발생 위험이 있으면서 저용량 나프록센 또는 다른 비스테로이드성 소염진통제에 의해 충분하지 않은 환자에서의 골관절염, 류마티스성 관절염, 강직성척추염의 증상 치료에 사용한다 라고 하고 있습니다.

나프록센(낙센)같은 약물이 절대적으로 필요한 환자중 이러한 약물 복용으로 인한 궤양 발생이 현저하게 높은 환자에게 사용하라는 것입니다.

당연히 이러한 약물의 처방은 산발적으로 이루워지고 있어야 맞습니다.

그러나 이 약물의 처방이 집단적으로, 한 의원에서 유독 많은 환자에게 처방되고 있다면 리베이트가 있구나 하는 합리적 의심을 하지 않을 수 있습니다.

PPI의 장기적 복용에 따른 문제점은 앞서 말씀 드린 적 있습니다.

또 있습니다. 이번에는 소염진통제와 위장기능 항진제의 처방입니다.

위장기능 항진제라는 약물은 의미 그대로 위나 장이 끔틀 끔틀하면서 음식물을 하부 기관으로 보내는 운동을 연동 운동이라고 하는데 이런 연동운동을 왕성하게 하는 약물입니다.

연동 운동을 강하게 한다는 것은 위나 장에 정체된 음식물을 빠르게 하부 기관으로 이동시키는 역할을 말합니다. 위가 더부룩하거나 오심 구토 등에 주로 사용되는 약물입니다.

소염 진통제 복용으로 오심 구토 등의 부작용을 호소하는 경우도 있을지니 소염 진통제와 병용 처방하는 것을 탓할 수는 없습니다. 그런데 이것도 집단적 발생합니다.

특정 의원은 똑같은 소염 진통제에 똑같은 위장기능 항진제 병용 처방을 모든 환자에게 적응시킨 경우 리베이트 고리를 의심하지 않을 수 없습니다.

이러한 리베이트 연결 구조를 없애기 위해서 필요한 조치가 일반명

(성분명) 처방입니다.

소염 진통제를 고리로한 위장 관련 약물 처방의 빈도수를 대폭 줄이는 결과가 나타납니다.

36
소화 효소제가 의료보험 재정에 미치는 영향

약국은 빨간 알리벤돌 녹색 알리벤돌을 찾아 헤메고... 이런 개 같은 경우(필리핀 두테르테 대통령의 표현을 차용 하였습다)는 지상 어느 나라에도 없습니다. 아마도 지상 어디에도 알리벤돌을 이리 처방한 국가는 없을 겁니다.
이도 참다 참다 못해 당국은 보헙 급여 정지를 내립니다.
기. 승. 전 알리벤돌은 역사 저편에 사라 지게 됩니다.

보험재정의 안정을 훼손하는 첫 번째 주범은 소화제 였습니다.

우리에겐 1960년대 상업 방송의 등장으로 베**제라는 소화제 정확하게 말하자면 소화 효소제의 대중 광고가 시작됩니다.

그 시점에서 부터인가 위속이 쓰리거니 아프거나 답답하거나 등의 모든 위장장애 증상에 관계없이 무조건 첫 번째 선택 되었던 약품이 소화 효소제입니다.

소화 효소제는 각종의 소화 불량증에 소화력을 가지게 하는 라파제, 프로테아제, 아밀라제, 등의 효소가 포함하는 약물의 집합체입니다.

보통의 사람은 누구나 충분한 소화 효소를 가지고 있습니다. 소화 효소가 결핍되어 소화력에 문제가 생기는 사람도 있겠지만 이런 경우는 아주 소수입니다.

약물은 부족한 부분은 채워 주는 역할을 합니다.

충분한 효소가 작용을 하는데 약물을 복용함으로 소화 효소를 더 채워주는 경우도 생기지만 효소가 일정량 이성 투약 된다 해도 뭐 그리 큰일은 일어나지 않습니다.

오늘도 약국에서는 이약에 소화제 들어 있느냐는 질문을 많이 듣습니다만 실제로는 위의 불편한 증상이 소화 효소의 부족인 경우는 극히 미미합니다.

앞서 소염 진통제로 인한 위의 불쾌감을 호소하는 경우에 소화 효소제의 투여는 아무런 의미가 없습니다.

모든 약은 모두 소화제를 같이 복용해야 한다는 이상한 논리와 의약분업이 만나면서 모든 의사 처방의 마지막은 소화 효소제로 장식하였습니다.

기. 승. 전. 소화효소제가 된 것입니다.

모든 처방전에 소화제를 처방하는 형태는 약품비의 과다 지출로 이어질 수밖에 없었습니다. 처방권자의 선택에 따라 대한민국 제약회사 개수인 400여개의 소화제가 시장에 뛰어 들었고 각자 도생 하기 위해 처방권자의 성은聖恩?을 입으려고 총 지출액의 2~30%를 처방권자에 지불하는 악성 리베이트 고리가 생기기 시작합니다.

보험 초기 열악한 보험 재정에 질환을 치료하기 위한 약품비 지출 자체도 버거운데 모든 2층 원장님들의 소화제와 리베이트 고리에 연결 된 상태가 되었습니다.

이런 사실을 뒤늦게 안 보험 당국은 모든 소화 효소제의 보험 급여를 중단하게 됩니다.

잠시 소화제 전쟁이 끝났는가 하였지만 이것도 잠깐 이번에는 알리벤돌이라는 소화 효소제가 아닌 이담제를 가지고 한판 끼어 듭니다.

알리벤돌이라는 약물은 의약 분업 당시에는 단 1군데 제품 허가를 취득한 약물입니다.

용처가 뚜렷하지 않은 약물이라는 사실이기도 합니다.

그만큼 시장성 약효 면등 모든 면에서 그리 탐탁지 않는 약물 이였습니다.

이 알리벤돌이라는 제품이 소화 효소제 보험 급여 정지에 힘 입어 200여개에 우후죽순 제품 허가를 취득하고 처방전에 기. 승. 전. 알리벤돌로 등장 하기 시작합니다.

또 한번 리베이트 고리를 거는 하이에나 처방전 그 자체입니다.

2004부터 2010년 거의 5. 6년 동안은 국민은 필요없는 알리벤돌 약물 비용을 지출 하였고 의사는 알리벤돌 처방에 대한 댓가를 챙겼고 약국은 빨간 알리벤돌 녹색 알리벤돌을 찾아 헤메고... 이런 개 같은 경우(필리핀 두테르테 대통령의 표현을 차용 하였습다)는 지상 어느 나라에도 없습니다. 아마도 지상 어디에도 알리벤돌을 이리 처방한 국가는 없을 겁니다.

이도 참다 참다 못해 당국은 보험 급여 정지를 내립니다.
기. 승. 전 알리벤돌은 역사 저편에 사라 지게 됩니다.
알리벤돌이 없어진 지금 아무런 불편도 없습니다.

이제는 진정 되었나 싶더니 이번에는 기.승.전. 유산균 정장제가 등장합니다.
앞서 말한 모든 약물이 치료와 전혀 무관한 약물 이었습니다
이번에는 유산균입니다. 기가 찹니다
이것은 그래도 알리벤돌 학습 효과 덕인지 빠른 시간에 급여 정지로 스톱 스톱.
이렇게 자명하게 보이는 의약품의 리베이트 고리를 보고도 제도 개혁을 하지 못하는 당국의 처사도 한심해 보입니다. 약국의 아우성도 묻힌지 오래입니다.

이번에는 PPI라는 약물이 2층 원장님 손에서 범(汎)소화제화가 되어 갑니다.
아주 위험한 발상입니다.
절대로 있어서는 안되는 일인데 전국 곳곳에서 일어 나고 있습니다.
앞서 말하였던 PPI는 위산의 농도를 최저로 내리는 강력한 위산 억제제입니다.
역류성 식도염등에 꼭 필요한 경우 위산을 분비를 억제시키는 아주

중요한 약물입니다.

반대로 이러한 강한 위산 억제제를 상용함으로 위내에 산이 없어진다는 것은 엄청남 결과를 가져 옵니다.

음식물을 먹으면 식도를 타고 위胃에 도착합니다. 음식물에는 언제나 좋은 상태의 음식만 있는게 아닙니다. 잘못 복용하면 곰팡이도 먹게 되고 세균 덩어리도 먹게 됩니다,

이런한 세균 등의 일차 저항선이 위산입니다.

위산은 음식물을 분해시키는 작용도 하지만 위산에 의해 왠만한 세균을 박살을 냅니다,

위산은 우리 몸에 꼭 필요한 1차 면역 방어선입니다.

장시간 약물 복용으로 위산이 부족하면 위산 방어선이 무너져 세균 감염에 속수 무책이 됩니다. 폐렴등의 세균 감염에 취약 해집니다.

적당한 위산의 농도가 유지되어야만 꼭 필요한 칼슘 마그네슘의 흡수가 가능해집니다.

칼슘. 마그네슘 등의 흡수가 PPI의 무분별한 장기 복용으로 인해 안되는 경우 골다공증이 발생하게 됩니다. 요즈음은 치매의 원인을 제공한다는 보고도 나오고 있습니다.

저산증으로 인해 소화 기관의 환경의 변화는 크로스트리움 디피실레Clostridium difficile라는 세균이 서식하는 좋은 환경이 되어 크로스트리움 디피실레성 설사CDAD 발생이 증가하게 됩니다. 크로스트리움 디피실레의

difficile는 어렵다는 difficult입니다,

치료가 어렵습니다.

PPI제제의 장기복용과 연관성이 있을 수 있다는 것을 확인함에 따라, 환자 및 의료 전문가에게 주의를 권고하는 한편 허가 사항을 개정할 계획이라고 대한 민국 식약처는 밝힌 바 있습니다.

노년기에는 PPI를 줄이는 방법을 권유하기도 합니다.

PPI 약물을 소화제 개념으로 1년 2년 그 이상 처방하는데 무분별한 장기 복용은 절대 안됩니다.

약물학적 지식이 부족 하다라도 한번 생각해 봅시다.

일정 수준 이하의 저산증으로 1년 이상 생활 한다는게 맞습니까?

PPI 처방 한 환자에게 5년이면 저산증으로 5년을 살아 간다는 겁니다.

이래도 되겠습니까?

정말로 1년 이상 주구장창 PPI 처방을 내는 의사 분께 묻고 싶습니다.

리베이트 챙기는 처방 치고는 최악의 형태입니다.

하지만 이런 처방 형태가 생기는 이유가 뭐겠습니까?

PPI가 꼭 필요한 경우라고요?

꼭 필요한 경우라도 2주 혹은 4주를 한 주기週期로 해서 년간 3~4회 정도 처방하는 것을 권고하고 있습니다.

소화제처럼 주구장창 처방하는 것은 약물의 이해에 대한 무지이거나 리베이트 맛을 느끼기위한 몸짓이라고 생각할 수밖에 없습니다.

일반명(성분명)처방은 PPI의 범汎 소화제화를 끝낼 수 있는 대안이 됩니다.

그러면 대한민국이 건강해 집니다.

37
진통작용 외는 쓸모 없는 울트라셋

트라마돌(Tramadol)이라는 약물은 1980년대 국내에 소개된 마약성 합성 진통제입니다. 여러 가지 말이 오갑니다만 마약성 약물입니다.

통증은 있어도 안 되고, 없어도 안 됩니다.

통증이 없다면 우리들 몸 안에서 일어나는 질병이나 비정상적인 변화를 알 수 없어서 적절한 치료를 받지 못하는 일이 생기게 됩니다.

통증은 절대적으로 필요한 생리적 현상입니다.

생물학적 제제로 1달에 1회 투약하는 강력한 소염진통제가 준비 중에 있습니다. 문제가 발생합니다. 역설적으로 너무나 강력한 진통효과 때문입니다. 골관절염 환자에게 약물을 투여 하였을때 강력한 진통 효과로 인하여 관절이 마모되어 재기할 수 없는 상태가 될 때까지 정상 생활을 하게되고 그럼에도 통증이 나타나지 않으므로 치료를 하는 시기를 놓치는 결과가 나오게 됩니다. 때문에 새로운 소염진통제 약물에 대한 공인을 고민하고 있답니다. 몸이 건강하지 않으면 통증이라는 신호가 있어야 한다는 것입니다.

질병으로 고통 받을 때 질병에 따른 통증을 해소시켜 줌으로써 고통 없는 삶을 영위하도록 하는 것이 의료의 궁극적 목적입니다. 통증이 심한 경우 진통의 목적으로 쓰이는 진통제는 통증으로 시달리는 환자들에게는 이 세상에서 가장 값진 명약임에 틀림 없습니다.

진통제는 비마약성 진통제와 마약성 진통제로 나누어 볼 수 있습니다.

비마약성 진통제는 타이레놀, 펜잘 게보린 같은 약물로 약국에서 쉽게 구할 수 있는 진통제들로 그 용도에 따라 해열 진통제, 소염 진통제로 널리 사용되고 있는 약물입니다.

마약성 진통제는 일반적인 비마약성 진통제로 통증이 컨트롤이 안되는 경우 마약성 진통제를 복용하게 됩니다. 마약성 진통제들은 강한 진통 효과뿐 아니라 사용 시 쾌감을 주는 독특한 작용 때문에 남용되기도 하고 또한 잘못 사용으로 강한 습관성과 탐닉성을 가지게 되어 사회적으로 문제가 되기도 합니다.

트라마돌Tramadol이라는 약물은 1980년대 국내에 소개된 마약성 합성 진통제입니다.

여러 가지 말이 오갑니다만 마약성 약물입니다.

이러한 마약성 약물 트라마돌tramadol과 해열 진통제로 유명한 아세트아미노펜(타이레놀)의 두가지 약물을 혼합하여 최고의 진통효과?를 나타내는 비율을 1: 8.667이라 찾아내었고 이런 비율을 찾는 엄청난 공로?를 인정받아 2001년에 신약으로 공인 되었고 국내에는 2002년부터 얀센에서 울트라셋으로 판매되고 있는 제품입니다.

트라마돌tramadol과 해열 진통제로 유명한 아세트아미노펜(타이레놀)의 두가지 약물을 혼합된 울트라셋이 유통되기 전에도 마약성 진통제인 트라마돌 단일 제품이 유한 양행등에서 판매되는 중이 였던 제품 이였습니다만 처방량은 극히 미미 하였습니다.

그러던 중 신약의 요건을 갖추었다는 판단에 의해서 얀센의 울트라셋으로 유통되었는데 어느 해는 년간 300억 매출을 올린 적도 있다 합니다.

진통제 1알로 년 매출 300억을 이룬다는 것은 의미하는 바가 많습니다.

대중 광고를 하여 지명도가 상당한 게**제품의 매출은 월 10억대라고 알고 있습니다.

울트라셋의 트라마돌은 대표적 마약성 약물인 몰핀에 비해 작기는 합니다만 그래도 마약성물질이 갖는 약물 의존성은 엄연히 존재하는 약물입니다.

울트라셋은 마약성 진통제입니다.

국내에서는 규제가 필요 없는 약물입니다만 미국에서는 규제가 필요한 마약성 의약품으로 분류하고 있습니다.

이러한 마약성 진통제가 경이로운 매출을 올리고 있는 이유를 한번쯤 생각해 보아야 하지 않을까요?

왜 이런 일이 가능 하겠습니까?

다 알죠. 약물학적 무지 아니면 상품명 처방의 맹점 이란 것을....

특허가 만료되어 지금 현재 유통되는 제네릭은 아마 100여개 넘은 제품이 유통되고 있습니다. 거의 모든 약품은 타원형 모양으로 금빛 색깔을 가지는 모양입니다.

환자가 느끼는 통증의 정도를 0-10점까지의 숫자로 표시할 때 통증없음:0, 경도통증:1-3, 중증도 통증:4-6, 중증 통증: 7-10이라고 말합니다.

울트라셋은 中等度(중등도), 重症(중증)의 급 · 만성 통증에만 허가된 약물입니다.

통증이 비마약성 진통제로는 제압이 어려운 중등도 이상에만 사용하라는 일반적 지침입니다.

아세트 아미노펜 같은 해열 진통제나 낙센등의 소염 진통제로는 효과를 볼수 없는 통증에 사용 하라는 것입니다.

오한이 오고 몸살이 온다고 해서 사용하라는 약물이 아니라는 것입니다.

경미한 교통사고로 통증이 왔다고 사용하라는 약물이 아닙니다.

통증을 조절하는 진통의 의미외는 전혀 약효가 없는 약물입니다.

중증도 통증:4-6, 중증 통증: 7-10에 사용하라는 약물입니다.

그리고 습관성이 있는 마약성 약물입니다.

이런대도 이처럼 처방량이 폭주하고 있습니다....

울트라셋은 약물남용, 의존성 등의 부작용이 많이 보고되고 있어 미국에서는 16세 미만에 대해서는 사용을 권고하지 않는 반면 한국에서는 12세로 낮추어져 있다고 합니다.

그뿐만 아닙니다. 미국에서 이 약은 급성 통증에 단기간 사용(5일 이내)로 허가 받았으나 한국에서는 막연히 중증도-중증의 급만성 통증에 사용할 수 있으며 장기간 투여가 필요한 경우 모니터링을 실시하여 이 약의 지속투여 여부를 확인하도록 한다로 되어 있답니다.

약국에서 게*린 이나 사*돈을 주면서 하루 3번 꾸준히 드십시오.

통증이 없어져도 통증이 나타날 것에 대비해서 오래동안 계속 복용하십시요 하는 경우가 있습니까?

그러나 2층 원장님의 처방이라고 울트라셋은 그렇게 하고 있습니다.

1일 3회 복용으로 30일 동안 60일 동안 90일 동안 내내 무한정으로 통증이 있어도 복용하고 없어도 복용하고.....환자는 무작정 복용하고.....

약국에서 울트라셋류의 처방은 별도의 용기에 담아 환자가 심한 중등도 이상의 통증을 느낄 경우에만 5~6시간 간격을 두고 복용 하도록 복약 지도하는게 맞습니다.

2층 원장님도 필요하면 복용하라는 약물 정도로 처방을 하는게 맞습니다.

리베이트의 달콤함에 벗어 나십시오

사용량을 얼마든지 줄일 수 있습니다.

줄인 만큼 국민은 건강해 집니다.

줄인 만큼 보험 재정은 훨씬 튼튼해 집니다.

대안代案은 일반명(성분명) 처방입니다.

07

만성 질환 1위 고혈압 약물 알아보기

» 고혈압

» 수분(水分)의 양을 줄여서 혈압 낮추기

» 심장 박동수를 줄여서 혈압 낮추기

» 혈관 수축시키는 물질을 막아서 혈압을 낮추는 ACEI, ARB

» 혈관을 확장시키는 방법으로 혈압 낮추기

» 일반명(성분명)으로 나의 혈압약 알아보기

38
고혈압

JNC에서는 10년만인 2014년에 JNC 8 지침서를 발표 한바 있습니다.
유럽도 일본도 우리나라도 JNC 8 지침서에 많이 동조하는 지침서를 발표하고 있습니다.
그동안 전문가들은 무조건 혈압은 낮을수록 좋다고 생각했는데 혈압을 낮게 유지 한다 해도 별 유익한 점이 없다는 것으로 판단하고 기준 혈압이 60세 이상을 제외하고는 140/90mmHg으로 정해졌습니다.

고혈압은 만 30세 이상 10명 중 3명으로 국민 질병이라는 별명을 갖고 있습니다.

고혈압 진단을 받은 환자 중 10% 이상이 잘못된 진단을 받는 것으로 알려져 있기 때문에 의사는 과잉진단, 환자는 약 의존이라는 고정 관념에서 벗어 날 수 없는 게 현실입니다.

30~40대의 경우 가벼운 고혈압에 해당하는 140~159mmHg/90~99mmHg의 경우에는 약 없이 식생활 개선으로 얼마든지 바꿀 수 있는데 약물을 복용하는 것을 경고하고 있습니다.

반대의 의견도 있습니다. 140~159mmHg/90~99mmHg은 높다, 낮을

수록 심장 관련 질환의 발생 확률이 낮아진다 그러므로 혈압을 낮게 유지하는 것이 좋다 라고 하는 의견도 만만치 않습니다. 단 이러한 기준은 당뇨등 여타의 관련 질환이 없는 경우를 말합니다.

고혈압은 가장 흔한 만성 질환의 하나입니다.

미국에서는 Joint National Committee(JNC)라고 불리는, 의사, 약사, 간호사, 통계학자, 전염병을 연구하는 역학자epidemiologist 등 고혈압 치료의 전문가들로 구성된 위원회가 있는데 이러한 JNC에서 고혈압 치료 지침서를 만들고 있습니다.

이러한 지침은 본태성 고혈압에 해당되는 부분입니다.

본태성 고혈압이란 의미 그대로 별 이상 없는데도 혈압이 높은 경우를 말합니다.

상대적으로 2차성 고혈압이라는 것이 있습니다. 어떠한 유관 기관의 이상으로 혈압이 올라가게 되는 고혈압입니다.

2차성 고혈압은 원인 질환의 치료를 통해 고혈압을 해결해야 합니다

JNC에서는 10년만인 2014년에 JNC 8 지침서를 발표 한바 있습니다.

유럽도 일본도 우리나라도 JNC 8 지침서에 많이 동조하는 지침서를 발표하고 있습니다.

그동안 전문가들은 무조건 혈압은 낮을수록 좋다고 생각했는데 혈압을 낮게 유지 한다 해도 별 유익한 점이 없다는 것으로 판단하고 기준 혈압이 60세 이상을 제외하고는 140/90mmHg으로 정해졌습니다.

심혈관 질환, 당뇨병, 신장 질환이 없는 60세 이상의 고혈압 기준은 140/90mmHg에서 150/90mmHg로 완화 되었습니다.

즉 수축기 혈압 150, 이완기 혈압 90을 넘어야 약물 치료를 할 수 있다는 의미입니다.

고혈압 치료 기준이 130/80mmHg에서 140/90mmHg 로 변했습니다.

그러나 이것은 진료 지침입니다.

진료가 이런 기준에 벗어 났다고 하여 틀린 진료, 잘못된 진료라고 말하기는 어렵습니다. 지침도 계속 변합니다.

이와다르게 미국 심장학회의 치료지침은 130/80mmHg미만으로까지 목표 혈압을 낮추는 것을 고려하도록 권고하기도 합니다.

여기까지 읽은신 분들

고개를 갸우뚱 하신 분들도 많으리라 봅니다.

나는 130정도 인데도 고혈압 약을 먹어야 하나?

딩뇨는 물론 아무 질환도 없이 120인데도 약을 먹는데?

약을 잘 먹어서 120인데....끊으면 150가면 어떡하지... 그냥 먹지 뭐 ...

약국의 영역이 아닌 진료에 해당하는 부분이기에 참견하지 않습니다.

혈압 약은 먹다가 중지하면 큰일난데요...

많은 분들이 혈압약은 목숨 다할 때 까지 하루도 복용을 중지하면 큰 일 나는 약으로 알고 있습니다. 120이 안되더라도 꾸준하게 드십니다.

정말 그럴까요?

혈압이 정상이 되면 복용을 중지하고 좋은 생활 습관을 유지하면서 건강한 생활을 하면 됩니다. 그러다가 혹 혈압이 상승하면 고혈압 약물을 복용하면 됩니다.

필요없이 혈압약을 복용하는 분들이 계시지 않는지 한번 생각해 볼 필요가 있습니다.

일반명(성분명) 처방이 시행 된다면 2층 원장님들의 적극적인 의사가 개입되어 필요 없는 혈압약 복용자의 숫자가 대폭 줄어 들지 않을까하는 생각도 가져봅니다.

1가지 혈압약은 대개는 10정도의 강압효과가 있다고 말합니다. 2가지 약물은 20정도 강압효과가 있다고 보면 됩니다.

관련 질환 없는 65세의 160인 경우 10정도만 하강시키면 되므로 1가지 약물 사용으로 최근 고혈압 지침에 합당한 치료가 됩니다. 환자의 상태를 고려한 의사의 판단으로 140정도까지 하강시켜야 한다면 2종류의 혈압제를 처방 하겠지요.

동등한 조건에서 환자를 진료한 의사의 판단에 따라 똑같은 혈압이지만 1 종류의 혈압약 이 처방되는 경우도 있고 혹은 2 종류의 혈압약이 처방되는 경우도 있습니다.

이러한 처방 약물의 종류가 일반명(성분명)처방 제도가 시행 된다면 고혈압 약물 사용이 훨씬 줄어 들게 될거라는 생각을 가져 봅니다.

단일제인 A 혈압 약을 넣어 제조한 단일제보다 한 알의 정제에 A와 B 2종류의 혈압약이 들어있는 복합제가 많이 유통되고 있습니다. 실제로 많이 처방되고 있습니다.

A 혈압 약으로 충분한 혈압을 내리는 효과가 없는 것에 대비해서 B라는 약물을 보충하여 목표치 혈압을 유지하게 한다는 것입니다. A로는 부족하니 B를 추가하는 것입니다.

그런데 복합제 혈압약 임에도 0.5정 처방이 있습니다.

무슨 심오한 학술이 있는 것인지 저는 모르겠습니다.

삼가야 할 처방 형태입니다.

고혈압처럼 대증 치료를 하는 의원은 환자가 늘기를 바랍니다. 그런 이유로 당연히 환자를 만들어낼 궁리도 합니다. 진료외 경제적 지원을 처방 약품에서도 찾으려고도 합니다.

일반명(성분명) 처방으로 이러한 상황을 정리하는것이 좋습니다.

좋은 진료 좋은 처방 좋은 약료 모두가 건강에 필요한 요소입니다.

39
수분(水分)의 양을 줄여서 혈압 낮추기

가장 생각하기 쉬운 방법으로 고무호스에 흐르는 물의 양을 줄이는 방법입니다.
혈액의 총량을 줄이는 방법입니다.

혈압血壓은 혈관을 따라 흐르는 혈액이 동맥 혈관에 주는 압력을 말합니다.

수축기 혈압systolic blood pressure이란 심장이 수축할 때 동맥에 걸리는 압력을 말하고 이완기 혈압diastolic blood pressure이란 심장 이완시 동맥에 걸리는 압력을 말합니다

어린 시절 한번쯤 쏘아 보았던 물총 있지요?

물을 담을 수 있는 공간이 있고 물줄기가 나가는 곳은 고무호스로 연결된 관이 있는 놀이기구지요. 물을 담을 수 있는 공간을 심장이라고 합시다. 고무호스는 혈관이 됩니다.

고무 호스에 흐르는 물의 세기가 곧 압력입니다.

수축기 혈압은 물총에 힘을 주어 쥔 상태입니다.
이완기 혈압은 물총에 힘을 뺀 상태입니다.
140/90mmHg에서 140은 수축기 혈압 90은 이완기 혈압입니다.
고혈압 약물들은 어떤 작용으로 혈압을 내릴까요?

가장 생각하기 쉬운 방법으로 고무호스에 흐르는 물의 양을 줄이는 방법입니다.
혈액의 총량을 줄이는 방법입니다.
혈액에 있는 수분의 양을 줄이면 혈액의 총량이 줄어듭니다.
소변으로 수분의 양을 줄이는 방법입니다.
이뇨제利尿劑를 처방합니다.
제일 많이 처방전에 있는 이뇨제는 상품명으로 다이크로진dichlorthiazide입니다.
혈압 약 상품명으로 000플러스인 경우 플러스는 대개 다이크로진을 의미 합니다.
이뇨제 다이크로진을 처음 복용하시는 분은 소변의 양이 증가될 수 있습니다.
그러나 오래 복용 하다보면 그런 증상은 점차 없어 집니다.
배뇨 횟수 증가 가능성 때문에 아침에 복용하는 것이 권장됩니다. 야간의 배뇨는 맛있는 잠을 못들게 하기 때문입니다.
혈압 조절에는 유용하지만 우리 몸에서 꼭 필요한 전해질이 소실됩니다.

한 가지를 이득을 보면 꼭 한 가지를 잃어버리는 것이 약물의 특징?이라 했습니다.

그래서 약물은 꼭 필요한 경우에 사용하는 것입니다.

이뇨제 다이크로진은 일반적으로 칼륨을 우리 몸에서 없애버립니다.

칼륨 배설을 증가시키기 때문에 피로, 다리 떨림 등의 부작용이 있을 수 있고 바나나, 오렌지주스 같이 칼륨이 풍부한 음식을 드시면 부작용이 줄어듭니다.

그러나 반대로 알닥톤 같은 칼륨 저류 이뇨제도 있습니다.

이러한 이뇨제 복용 시에는 칼륨 배설을 증가 시키지 않습니다.

이러한 칼륨 보존성 이뇨제 복용시에는 칼륨이 풍부한 음식을 먹는 것은 부적합 합니다.

이뇨제의 종류에 따라 달라집니다.

값이 아주 저렴합니다. 1정에 10원입니다. 워낙 저가 품목이라 경쟁하는 업체도 없습니다. 제약회사 측에서 보면 사회적 의무감이 없으면 생산을 중지하고 싶은 약품입니다.

이러한 의약품은 국가는 적절한 보상을 해주면서 생산을 독려하는 퇴장 방지 의약품이라 합니다

40
심장 박동수를 줄여서 혈압 낮추기

베타차단제 혈압 약물은 심장 박동수를 줄여주는 약입니다.

고무 총의 물 담는 부위를 세게 누르지 않으면 고무호스로 나가는 물의 압력이 낮아집니다

꿍딱 꿍딱 치는 심장의 강도를 약하게 하면 혈관으로 나가는 압력이 현저하게 줍니다.

혈압이 낮아 집니다.

어떻게 꿍딱 꿍딱 치는 심장을 약하게 뛰게 할까요?

교감 신경이 흥분되면 심장이 꿍딱 꿍딱 뛰고 기관지는 확장되고.....기억 나시죠?

교감 신경의 활성도를 억제하면 심장 박동수가 줄어들게 됩니다.

결론은 교감신경 억제제를 투여하면 심장 박동수가 줄어들어 혈압을 낮출 수가 있습니다.

수용체receptor에 대해서는 지난번 말씀 드렸지요.

혈관에 존재하는 수용체를 알파 수용체라고 ...

알파 차단제는 혈관을 넓게하고... 전립선 비대증에 사용된다고....

기관지, 심장에 있는 수용체를 베타 수용체라 합니다

기관지에 있는 수용체를 베타 1 수용체라 합니다.

기관지 확장제는 베타1 효현제agonist라고 합니다.

심장에 있는 수용체를 베타 2 수용체라 합니다.

심장 박동수를 줄이려면 베타 2 수용체를 봉쇄해야 합니다.

Beta 2 수용체Receptor 억제제antagonist입니다.

더 줄여서 Beta Blocker (=BB)라고 합니다.

Beta Blocker (=BB)는 개발 된지 오래된 혈압약입니다.

이 약물을 고혈압의 1차 치료 약물로 배제한 국가도 있습니다.

반면 꼭 필요한 약물이라고 절대치를 부여한 임상의도 있습니다.

대표적 상품명으로는 테놀민, 콩코르입니다.

베타차단제 혈압 약물은 심장 박동수를 줄여주는 약입니다.

부작용은 당뇨 환자가 베타차단제를 복용할 경우 저혈당으로 인한 여러 증상을 은폐하여 저혈당을 알기 어렵게 하여 저혈당으로 오는 위험을 면하기 어려워 집니다.

당뇨 환자에게는 추천하지 않는게 좋습니다.

심장 박동수 저하로 말초까지 피를 뿜어 내는 강도가 낮아서 말초까지 충분한 양의 혈액 공급이 부족합니다. 이와 연관되어 발기부전과 성욕감소가 나타나는 경우도 있고 또한 손.발을 차게 만들 수 있습니다. 피로, 나른함, 불면 등의 증상이 생길 수 있습니다.

대강당에서 피아노 연주를 한다든가, 중요한 면접을 본다든가 할 때 가슴이 두근두근하고 안절 부절하는 상황이 생깁니다. 무대 공포증이라고 합니다. 이 상황에 사용되는 약물이 Beta Blocker입니다. 심장 박동수를 인위적으로 줄이는 방법입니다.

베이징 올림픽에서 북한 선수가 사격에서 금메달을 땃습니다.

그러나 도핑 테스트에 걸려 메달을 박탈 당하였습니다.

사격대 앞에서 뛰는 가슴 달래기 위해 Beta Blocker를 복용 하였습니다.

교감신경 흥분제도 억제제도 모두 도핑에 걸리는 약물입니다.

41
혈관 수축시키는 물질을 막아서 혈압을 낮추는 ACEI, ARB

뱀독 중에 이 ACE를 비(非)가역적으로 차단하여 혈압을 영구히 떨어뜨려 사망에 이르게 되는데 이점을 착안하여 개발하게 되었습니다.

에피네프린ephinephrin 말고도 혈관 수축 등의 생리작용을 가지는 물질에는 안지오텐신angiotensin도 있습니다.

안지오텐신Angiotensin은 단어에서 보듯이 angio(=혈관) 즉 혈관을 강력하게 tension (=수축) 하는 물질입니다. 안지오텐신에는 Ⅰ, Ⅱ, Ⅲ의 3종이 있습니다.

이들 가운데 제일 강한 활성을 지닌 것은 안지오텐신Ⅱ라고 알려지고 있습니다.

안지오텐신 1을 혈압을 상승시키는 강력한 물질인 안지오텐신 Ⅱ로 전환시키는 과정에 관여한 효소를 angiotensin converting enzyme (ACE)라고 합니다.

안지오텐신을 변환converting시키는 효소라는 겁니다.

혈압을 낮추려면 안지오텐신 변환 효소(ACE)를 억제 시킴으로 안지오텐신 Ⅱ를 생성시키지 못하게 하는 방법을 가진 약물을 ACE억제제 angiotensin converting enzyme inhibitor(ACEI)라고 합니다.

ACE억제제는 안지오텐신 전환효소 차단제인데 혈관 수축 호르몬 형성을 막아서 혈관을 확장시키는 약물입니다

뱀독 중에 이 ACE를 비非가역적으로 차단하여 혈압을 영구히 떨어뜨려 사망에 이르게 되는데 이점을 착안하여 개발하게 되었습니다. ACEI는 뱀독에서 추출된 물질들을 가공한 약물입니다.

초기의 ACEI 는 마른 기침을 일으키는 부작용이 빈발하였습니다.

부작용을 줄이는 약물을 개발함에 따라 이러한 부작용은 차츰 해결하는 약물의 출현으로 진전을 보였습니다.

그러나 마른 기침 부작용이 있음을 기억해야 합니다.

ACE억제제는 칼륨 농도 상승이 있을 수 있습니다.

이뇨제는 칼륨 농도 저하로 바나나, 오렌지 주스가 좋다고 했는데, ACEI는 그 반대입니다. 칼륨 농도 상승으로 바나나, 오렌지 주스를 같이 먹어선 안 됩니다.

심장 박동 상승이나 근육통 부작용이 생길 수 있습니다.

백남기 농부 사망 진단서 발표시 담당 의사는 급성 신부전에 의한 고

칼륨증으로 인한 심정지로 사망하여서 병사로 했다는 기사 기억 나신지요?

ACEI는 칼륨 농도 상승이 일어납니다.

2 종류의 ACEI 혈압 약을 복용하면 되겠습니까?

약국에서 가끔 이러한 처방전을 발견합니다.

처방의의 숨은 의도가 있는지 궁금하지만 바람직한 처방은 아니라고 생각합니다.

임신 중에 복용하면 태아가 위험해지고요.

만성 신부전 환자에게 1차 선택약이라고 했는데 신장기능이 안 좋은 사람에게 해로울 수 있다고 합니다. 이유는 ARB도 마찬가지인데, ACEI가 사구체 압력을 줄여주기 때문에 신장보호 기능이 있지만 신장 기능이 아주 안 좋은 상태에서는 오히려 해가 됩니다

수용체receptor이야기 한 적이 있지요?

안지오텐신Ⅱ이라는 물질이 작용하려면 세포막에 있는 안지오텐신이라는 수용체에 결합해야 합니다. 안지오텐신Angiotensin II가 수용체에 달라붙지 못하도록 하는 약물을 안지오텐신 수용체 길항제Angiotensin 2 receptor blocker, ARB라고 합니다.

시판 중인 약물 중에서 ARB 약물이 제일 늦게 개발된 물질입니다.

칼륨 농도 증가가 약간 있을 수 있는데, 단독으로 사용하면 무시할만

하지만 ACEI와 같이 쓰면 안 되는 이유가 되기도 합니다,

ACEI와 ARB 약물을 같이 복용하면 안됩니다.

임산부나 신장에 대한 영향은 ACEI처럼 불가합니다.

42
혈관을 확장시키는 방법으로 혈압 낮추기

혈관을 넓힌다는 것은 혈관을 확장시키는 작용입니다.
평활근은 확장시키는데 절대적으로 필요한 이온이 칼슘입니다.

다음으로 생각 할 수 있는 방법은 고무 호스의 굵기를 늘리게 되면 압력은 훨씬 줄어 들게 됩니다. 고무 호스 즉 혈관을 확장시키는 방법입니다.

슈도에페드린을 혈관을 수축시키는 약물이라고 했던 기억 나시지요.

그 반대 개념은 혈관 확장제입니다. 이런 계통 약물을 알파 차단제라 합니다.

알파 차단제는 전립선 비대증 약물로 부직용은 기립성 저혈압입니다.

고혈압 환자가 전립성 비대증 약물을 복용하는 것은 일석이조의 효과가 있다고 볼 수 있지만 반대로 혈압이 낮은 환자인 경우는 혈압이 더욱더 혈압이 하강되어 위험 할 수 있겠습니다.

지금은 알파차단제는 혈관 확장 작용이 거의 없는 알파 차단제를 선호하고 있습니다.

대표적으로 탑스로신(하루날)입니다.

알파 차단제가 가지는 혈관 확장 작용으로 인한 고혈압 약물은 지금 현재는 거의 사용하지 않습니다. 다른 방법 즉 직접적인 혈관을 확장시키는 약물이 사용됩니다.

혈관도 근육입니다.

우리 몸의 근육은 기능적 특성에 의해 자세와 운동을 위한 골격근, 혈관 식도 소장 대장내의 근육은 내용물의 운반을 위한 평활근 그리고 두 가지 특성을 다 필요로 하는 심장근으로 구성되어 있습니다.

혈관을 넓힌다는 것은 혈관을 확장시키는 작용입니다.

평활근은 확장시키는데 절대적으로 필요한 이온이 칼슘입니다.

칼슘은 평활근을 이완시키는데 꼭 필요한 이온입니다.

우리 몸에서 여러 가지 이온이 필요합니다. 나트륨, 칼륨, 칼슘 등입니다.

시중에서 판매되고 있는 이온 음료수에는 이런 이온이 포함되어 있습니다.

그리고 이러한 이론들은 각기 독자적인 통로로만 세포막을 나가고 들어 갈수 있습니다.

칼슘이 통과할 수 있는 통로를 칼슘 통로calcium channel라고 합니다.

칼슘채널calcium channel을 통하여 근육 세포에 칼슘이 유입되면 근육은 수축됩니다.

반대인 경우에는 근육이 이완상태로 되어 확장됩니다.

칼슘채널을 봉쇄 함으로 근육 세포로 칼슘 이온의 출입을 막음으로 평활근 이완 작용 즉 혈관확장 작용를 가지는 약물들을 칼슘 억제제, 칼슘 길항제, 칼슘 채널 억제제Calcium Channel Blocker=CCB라고 합니다.

혈압약 복용자는 고령 환자도 많이 있습니다.

고령이 되면 많은 분들이 변비로 고통 받는 경우가 많습니다. CCB의 대표적인 부작용에는 변비도 있습니다. 인과관계를 살피는 것도 중요합니다.

혈관의 확장이 일어납니다.

뇌혈관의 급작스러운 확장으로 두통이 생기고 사지 말단 부분인 발목에 부종이 생깁니다.

두통은 칼슘 길항제 계통 혈압약 복용 초기에 주로 발생하며 순차적으로 적응 되기도 하며 만약에 지속적인 두통이 있으면 다른 계통의 약물을 사용하는 것이 좋습니다.

발목 부종을 감소시키는 방법으로 ACEI나 ARB 혈압 약을 같이 투여하면 모세혈관 전 후의 동맥뿐만 아니라 정맥까지 확장시켜주기 때문에 모세혈관에 과도한 압력 부담이 낮아져서 부종 발생이 감소한다고 합니다.

심장에서 나오는 혈관이 갑자기 넓어진 상태가 됩니다.

혈관 확장으로 갑자기 혈관으로 유입된 혈액의 양이 많아집니다. 이로인해 심장이 두근 두근하는 현상도 발생할 수 있습니다.

국민 고혈압 약이라고 부를 만큼 국내에서 많이 사용된 노바스크 그리고 아달라트등 많은 약물이 CCB입니다. 국내에서 제일 많이 처방되고 있는 고혈압 약물의 군群이 CCB입니다.

맨 처음 약물이 니페디핀(아달라트)입니다.

니페디핀(아달라트)은 1981년 미국에서 사용이 승인 되었습니다. 당시 고혈압에 아주 획기적인 약물 이였습니다.

바이엘사 제품 이였습니다.

43
일반명(성분명)으로 나의 혈압약 알아보기.

혈압을 떨어 뜨리는 방법은 크게 6가지가 됩니다.
이뇨제, CCB(칼슘채널차단제). 베타차단제, 이뇨제, ACEI(안지오텐신 변환효소 억제제), ARB(안지오텐신 수용체 차단제), 그리고 사용 빈도가 적은 알파차단제가 있습니다

앞서 말씀드린 것을 되새김 해보면 혈압을 떨어 뜨리는 방법은 크게 6가지가 됩니다.

이뇨제, CCB(칼슘채널차단제). 베타차단제, 이뇨제, ACEI(안지오텐신 변환효소 억제제), ARB(안지오텐신 수용체 차단제), 그리고 사용 빈도가 적은 알파차단제가 있습니다.

특별한 경우가 아니면 병 · 의원에서 처방된 모든 혈압 약물은 위에 계시된 6가지 종류입니다.

증상에 따리 1가지 혹은 2. 3가지를 병용하여 처방합니다.

처방전에 상품명으로 되어 있어서 일반 환자가 보기에는 몇 만가지 약물이 있는 것으로 보입니다만 결론은 6가지입니다.

모양이 다르고 색깔이 달라서 모두를 다른 약물이려니 하지만 그러하지 않습니다

제도가 바뀌어 일반명(성분명) 처방이 된다면 조그만 관심만 있으면 내가 복용하는 혈압약은 어떠한 원리로 혈압을 내리는지를 쉽게 알 수 있습니다.

이뇨제는 여러 종류가 있지만 대표적인 것은 약품명에 플러스가 따라붙은 약물로 다이크로짇입니다.

베타 차단제는 약 이름 어미에 올((ol)ol)이 있습니다.

아테놀올atenolol(테놀민), 비소푸롤놀(콩코르)등이 있습니다. 올이란 이름이 붙은 약물이면 아 나는 베타차단제를 먹고 있구나 하는 정도라도 알고 계신 다면 도움이 많이 됩니다. 현행의 상품명 처방은 이러한 사실을 인지하기가 어렵습니다.

만약 당뇨가 있으신 분이 베타 차단제를 복용하고 계신다면 저혈당이 은폐되기 때문에 본인이 주의 하셔야하며 약국의 자문을 얻어 처방권자와 처방 변경도 논의할 수 있는 좋은 제도가 될 수 있습니다.

CCB(칼슘채널차단제) 약물은 어미에 디핀dipine가 표시됩니다.

아주 유명한 암로디핀amlodipine노바스크입니다.

레르카르디핀(자니딥),니페디핀(아달라트)등이 있습니다.

ACEI(안지오텐신 변환효소 억제제)는 어미가 프릴pril입니다.

라미프릴ramipril(트리테이스)입니다.

초기 제제들은 이유 없는 기침을 유발하였지만 최근 약물은 기침 빈도수가 많이 줄어있습니다만 기침의 부작용은 남아있는 약물입니다.

ACEI(안지오텐신 변환효소 억제제)가 처음 등장 하였을때 기적의 신약이라고 할 만큼 요란 하였습니다. 전혀 생각하지도 못한 혈압약이였으니까요.

국내에는 보령제약에서 캅토프릴(카프릴)로 이 계통 약물로는 처음 출시 한바 있습니다.

얼마 후 마른 기침의 부작용이 나타나고 그 결과 좋은 기억을 남기지 못했던 생각이 납니다. 조그마한 결점만 보이더라도 사용 빈도는 줄어듭니다. 부작용도 덜하고 효과도 좋은 약물이 여러 종류가 있기 때문입니다.

ARB(안지오텐신 수용체 차단제)는 어미가 살탄sartan입니다.

로자탄(코자), 발사탄(디오반), 이베르살탄(아프로벨), 칸데살탄(아타칸), 에프로살탄(테베텐), 텔미살탄(프리토 · 미카르디스), 올메살탄(올메텍)과 국산 신약으로 보령 제약이 출시한 피마살탄(카나브)가 국내에 유통되고 있습니다. 피마살탄(카나브)는 국산 신약으로는 드물게 해외 시장에서도 호평을 받는 제품입니다.

08

부교감신경 알아보기

- 》 부교감신경과 아세틸콜린
- 》 위와 장의 연동 작용을 많이 하게 하는 약물
- 》 위장 기능 항진제 약물들
- 》 치매
- 》 항콜린제(anticholinergic)
- 》 과민성 방광염과 항콜린제
- 》 아세틸콜린의 과분비를 막아주는 진경제
- 》 구강 건조증

44
부교감신경과 아세틸콜린

교감신경은 20대를 기준으로 20년 마다 20% 정도 활성도가 떨어 진다고 합니다.
교감신경보다 부교감 신경이 나이가 들수록 훨씬 활성도가 떨어집니다.
대표적인 증상이 수면입니다. 나이가 들면 편안하고 맛있는 잠을 자기가 어렵지요?
부교감 신경이 활성화 되면 편안한 상태가 유지 됩니다.

교감신경이 활성화 되면 우리 몸은 흥분 상태가 유지 된다고 하였습니다.

부교감 신경이 활성화되면 어떤 현상이 생기겠습니까?

교감신경 활성화와 반대 증상이 생깁니다

교감신경은 20대를 기준으로 20년 마다 20% 정도 활성도가 떨어 진다고 합니다. 교감신경보다 부교감 신경이 나이가 들수록 훨씬 활성도가 떨어집니다. 대표적인 증상이 수면입니다. 나이가 들면 편안하고 맛있는 잠을 자기가 어렵지요?

부교감 신경이 활성화 되면 편안한 상태가 유지됩니다.

부교감 신경이 활성화되면 동공이 수축하고 맥박이 느려지며 혈압이 하강하고 괄약근이 이완되는 등 우리 몸의 긴장상태가 낮아지면서 편안한 상태가 됩니다.

부교감신경의 기능은 에너지를 보존하는 것입니다.

부교감신경은 위장관의 분비와 연동운동을 촉진하고 에너지를 저장하는 작용을 가집니다.

아세틸콜린은 부교감신경계를 활성화시킵니다.

교감신경 말단에서 분비되는 물질중 대표적 에피네프린epinephrin이라고 하였습니다

부교감 신경 말단에서 분비되는 물질은 아세틸콜린acetylcholine입니다.

대표적 신경 전달 물질입니다.

아세틸콜린의 여러 작용중 위와 장에서 연동운동을 촉진하여 소화액의 분비를 돕고 뇌 속의 해마에서 기억력을 재생시키는 결정적인 역할하게 됩니다.

아세틸콜린acetylcholine을 조금 알아봅니다.

신경세포라는 말을 한번쯤은 누구나 들어 보셨을 겁니다.

신경세포의 다른 이름은 뉴런입니다. 뉴런neuron은 그리스어의 밧줄 또는 끈을 뜻하는 말에서 유래된 말입니다.

뉴런은 온몸의 기관들과 뇌를 연결하고 있으며, 뇌에서는 약 천억 개에 달하는 뉴런이 복잡한 네트워크를 이루고 있습니다.

신경세포(뉴런)는 그 역할에 따라 감각신경세포(감각뉴런), 연합신경세포(연합뉴런), 운동신경세포(운동뉴런)로 나눌 수 있습니다. 각 뉴런은 의미 그대로 감각기관의 정보는 감각신경세포를 통해 뇌와 척수로 전달되며, 연합신경 세포가 이를 받아 처리한 결과를 운동신경세포로 전달해서 운동이 필요한 부분을 자극하게 됩니다.

신경세포의 단위 모양은 기본적으로는 세포체와 가지돌기(수상돌기), 신경돌기(축삭돌기) 세 부분으로 이루어져 있습니다.

세포체는 핵이 있는 신경세포의 중심이며, 핵이 위치한 세포체에서 사방으로 펼쳐진 나뭇가지처럼 생긴 가지돌기가 뻗어나와서 다른 신경세포에서 보내는 신호를 수신하는 기능을 합니다.

혈관은 일직선으로 연결된 상태로 존재합니다. 만약 혈관이 끊어진 상태라면 생명을 유지하기가 어렵지요. 그러나 신경세포(뉴런)은 일직선으로 계속 연결된 상태가 아닙니다.

한 뉴런의 가지돌기에서 다음 뉴런의 핵이 존재 세포체 사이에는 미세한 간격이 존재합니다. 이런 미세한 간격을 시냅스라고 합니다. 어려운가요? 조금만 집중하면 끝이 보입니다.

뉴런과 뉴런의 연결은 선으로 연결되어 있지 않고 시냅스라는 틈새가 있다는 것을 기억 하셔야 됩니다. 이러한 틈새를 시냅스synapse라는 것도 기억 하십시오.

시냅스 사이에는 뉴런과 뉴런을 연결해주는 물질이 존재합니다.

뉴런과 뉴런의 연결은 시냅스라는 공간에서 어떤 물질을 통해서 뉴런과 뉴런이 서로 연결되어 신호를 전달 받는다는 것입니다.

이런 물질을 가리켜 신경세포와 신경세포사이를 전달 해주는 물질이라하여 신경전달 물질이라고 합니다.

신경 전달물질이 존재하지 않으면 신경세포와 신경 세포는 서로 연결될 수가 없습니다.

현재까지 각각 다른 기능을 하는 수십 종류의 신경 전달 물질이 발견되고 있습니다.

조금 낫설지 않는 노르에피네프린, 도파민, 세로토닌 그리고 아세틸콜린이 이러한 국가 대표급 신경전달물질입니다.

시냅스에서 아세틸콜린에 의해 다음 뉴런으로 아세틸콜린이 가지는 성질을 전달하는 신경게를 부교감 신경계이라고 생각해도 되겠습니다. 똑같은 방법으로 도파민, 세로토닌의 역할이 다음 뉴런으로 전달되고 전달되는 경우도 있겠지요.

이해가 되셨는지요? 또 한가지 문제점이 생깁니다.

시냅스에 한 가지 신경전달 물질만 존재한다면 달리 생각할 이유가 없지만 다음 신호를 전달 받기 위해 시냅스는 항상 깨끗이 청소되어야만 다음 신호를 전달할 신경 전달물질이 시냅스를 이용할 수 있습니다. 아세틸콜린이 신경전달 물질로의 역할을 1/1,000초 만에 임무 수행을 완수 했다면 시냅스 상에 있는 아세틸콜린은 완전히 제거되어야만 다음 신호를 받을 수 있게 됩니다. 시냅스 상에 2가지 신경 전달물질이 존재 한다는 것은 좋은 상황이 아닙니다.

신경전달 물질마다 시냅스 상에서 제거되는 방법이 다릅니다.

아세틸콜린은 시냅스 상에서 아세틸콜린을 분해하는 효소인 콜린에스트라제를 분비시켜 아세틸콜린을 분해시킵니다. 아세틸 콜린을 분해시키는 효소에의해 시냅스 공간이 깨끗하게 청소 되게 합니다. 다른 신경 전달 물질들은 재흡수 되는 방법을 이용하기도 합니다.

우리 몸에서 인위적으로 콜린에스트라제라는 효소를 없애버리거나 작용을 못하게 하면 어떤 일이 벌어질까요?

우리 몸에 아세틸콜린이 계속해서 쌓이게 됩니다. 말할 수 없는 기현상이 생기게 됩니다.

대표적인 콜린에스트라제를 억제시키는 약물이 농약입니다.

농약 중독은 우리 몸에 있는 콜린에스트라제라는 효소의 작용을 못하게 하여 아세틸콜린양이 필요 이상으로 많이 쌓이게되어 사망하게 됩니다. 일본에서 유명한 사건이 하나 있었습니다. 사린가스 이것도 같은 이유입니다. 살충제도 콜린에스트라제라는 효소의 작용을 못하게 모기나 파리를 죽이는 방법으로 이용합니다. 테러용으로 많이 등장하는 네오스티그민도 같은 약리 작용을 가집니다. 김정남 암살용으로 알려진 VX도 같은 메카니즘을 가진 물질입니다.

도파민 세로토닌은 시냅스 상에서 효소를 이용하는 방법을 사용하지 않고 재흡수 되는 방법을 사용합니다. 시냅스 상에 세로토닌을 많이 노출시키는 방법으로 재흡수 되는 것을 억제하는 방법을 쓰는데 이러한 약물을 세로토닌 재흡수 억제제라 하며 항우울제로 사용됩니다. 궁극적으로는 시냅스에 세로토닌 등의 신경 전달물질을 많이 머물게 하는 약물입니다.

45
위와 장의 연동 작용을 많이 하게 하는 약물

부교감 신경 흥분제를 복용하면 아세틸콜린 작용으로 인해 위장관의 운동이 강해집니다. 제일 으뜸의 위장 기능 항진제는 아세틸콜린입니다. 그러나 아세틸콜린(acetylcholine)은 전신에 작용하게 되면 부작용이 많게 됩니다. 때문에 아세틸콜린을 위장 기능 항진제로 사용하는 것은 적합하지 않습니다.

부교감신경은 위장관의 분비와 연동운동을 촉진함으로써 소화와 흡수를 촉진한다 하였습니다. 그리고 부교감 신경과 관련된 신경 전달물질은 아세틸콜린입니다.

식사 후에 속이 더부룩하고 위가 정체된 느낌이 있다면 어떤 약물이 필요 하겠습니까?

5, 60년 대에는 소화 효소제가 주류 이였습니다.

70년대에 들어오면서 위장 기능 항진제라는 개념이 도입되기 시작합니다.

위나 장은 연동운동蠕動運動을 합니다. 위 · 장에서 율동적인 소화기계의 운동을 말합니다. 연동蠕動 한자를 보면 벌레虫자가 보입니다. 벌레가

꾸물거리면서 이동하는 운동을 의미합니다.

위장 기능 항진제는 연동운동을 강하게 하는 약물입니다.

위내에 있는 음식물의 이동 속도가 평소 시속 60Km로 이동하다가 100Km의 속도로 이동하게 하는 약물입니다. 이동 속도가 빠르다 보면 예상하지 않는 설사가 나타날 수도 있겠구요.

부교감 신경 흥분제를 복용하면 아세틸콜린 작용으로 인해 위장관의 운동이 강해집니다.

제일 으뜸의 위장 기능 항진제는 아세틸콜린입니다. 그러나 아세틸콜린acetylcholine은 전신에 작용하게 되면 부작용이 많게 됩니다. 때문에 아세틸콜린을 위장 기능 항진제로 사용하는 것은 적합하지 않습니다. 도파민과 세로토닌은 아세틸콜린의 분비를 조정하는 역할을 합니다

교감신경 흥분시에 나오는 물질이 카테콜아민입니다.

카테콜아민에는 에피네프린, 노르에피네프린, 그리고 도파민이 있다 하였습니다.

교감신경 흥분은 곧 소화기계 운동 억제입니다

도파민은 소화기계 억제입니다.

반대로 도파민 작용을 막는 항 도파민제는 아세틸콜린을 간접적으로 움직여서 위장 운동을 항진시킵니다.

대표적 약물이 메토클로푸라미드(멕소롱)과 돔페리돈(모티리움)등이 있습니다.

행복을 만들어주는 신경전달물질인 세로토닌이 우리 몸에서 가장 많

이 존재하는 곳은 위와 장의 소화기계에 있습니다. 몸에 존재한 세로토닌 중 90%가 위 · 장에 존재합니다.

위 장에 분포되어있는 세로토닌을 이용한 약물이 있습니다.

대표적으로 모사프라이드(가스모틴)입니다.

최초의 위장 기능 항진제 개념이 장착된 약물이 70년대 메토클로프로마이드(멕소롱)입니다.

지방에서 대학 졸업하고 서울에 올라 왔는데 상경 기념으로 가본 곳이 그 시절 유명한 무교동 낙지골목이 있었습니다. 무척이나 매웠습니다. 노란 단무지 한접시에 매우면 필요시에 먹으라고 커다란 대접에 물이 가득 담아 있는 탁자에 메인 요리 매운 낙지 한접시 그리고 유명한 진로 소주 그리고 그 옆에 작은 병이 같이 놓여 있었는데 멕소롱 물약이였습니다.

조그만 동아제약 멕소롱 물약을 소주 한병에 넣으면 마법이 일어납니다. 소주의 빛깔이 녹색으로 확 변합니다. 주방장 처방에 의한 멕소롱과 진로 소주 병용 처방입니다. 그때에 곳곳마다 주방장이 계신 곳이면 멕소롱이 없는 곳이 없었습니다. 지금 멕소롱은 의사 처방전에만 취급되는 전문의약품입니다. 40년만에 멕소롱은 주방장 의약품에서 전문의약품으로 어마어마한 승진을 하였습니다.

메토클로프로마이드(멕소롱)은 구역 · 구토에 사용되는 위장기능 항진제입니다.

46
위장 기능 항진제 약물들

단지 소화가 안되어 소화제 하나 먹었는데 어눌해 보이고 자꾸 턱을 내밀고 양반 다리를 못하고 하는 증상을 보입니다. 깜짝 놀랍니다. 얼마나 놀라겠습니까? 처음에는 약물 부작용이라는 생각도 안납니다.

과거에는 정신 분열증, 정신병이라는 단어를 사용 하였습니다.

2010년 3월 이후 부터는 조현병調絃炳이라고 부르고 있습니다. 조현調絃이라는 말은 현악기의 줄을 조율 한다는 의미입니다. 현악기가 조율되지 못한 상태에서 내는 소리가 마치 정신 분열증으로 겪는 환자의 상태를 보는 것과 같다는 뜻으로 조율을 잘 하면 건강한 상태로 생활할 수 있다는 증상이라는 것을 말하고 있습니다.

조현병에는 교감 신경 흥분시에 분비되는 도파민이라는 신경전달물질이 밀접한 관련이 있는 것으로 판단 하였습니다. 도파민의 분비를 막아주는 방볍을 치료에 이용하게 됩니다.

이른바 항 도파민제가 조현병 치료 약물입니다.

조현병 약물들은 신경 전달 물질인 도파민 수용체를 차단함으로써 정신 분열증을 억제하게 되는데, 이 약물들은 망상, 환각, 적대적 행동, 과다 행동, 충동적 행위 등과 같은 증상에 대하여 효과가 매우 컸습니다.

조현병調絃炳 약물로 꼽히는 항 도파민제 약물인 할로페리돌haloperidol이 1958년에 개발 되었습니다. 개발자는 현재 유명한 제약회사 얀센의 설립자인 폴 얀센Paul Janssen입니다.

할로페리돌Haloperidol 이전에 조현병은 악마의 병으로 불리기 일쑤여서 악귀가 빠져나가라는 의미로 뇌에 구멍을 내기도 했습니다. 도파민 분비를 증가시키는 약물들은 환각제로 남용하는 데서 착안해서 반대로 도파민 분비를 억제하는 약물을 쓰면 정신 분열병의 환청과 망상도 사라질지 모른다는 가설에서 출발하였습니다.

결과는 대성공이었습니다.

할로페리돌은 항 도파민 약물로 조현병 약물이지만 지금까지 존재하는 약물 중 가장 강력한 항 구토 작용이 있는 약물입니다. 지금도 항암요법 도중 구토로 고생할 때 사용할 수 있는 가장 강력한 항 구토제입니다.

파킨슨병은 대표적인 신경퇴행성 질환 중의 하나입니다. 신경퇴행성 질환이란 신경 세포들이 어떤 원인에 의해 소멸하게 되어 이로 인해 뇌 기능의 이상을 일으키는 질병을 지칭하는 말입니다. 이러한 파킨슨병은 도파민과 서로 밀접한 연관이 있습니다. 파킨스 질환은 뇌에 분포하는 도파민이 부족하게 되어 발생한다고 알려지고 있습니다.

따라서 파킨스 치료 약물은 도파민을 보급해 주는 약물을 사용합니다.

반대로 도파민이 부족하면 파킨스병 증후군 증상이 나타납니다.

그래서 도파민 작용을 억제하는 항 도파민제는 파킨스 증후군 증상이 나타납니다.

파킨스 증후군 증상은 안정을 하지 못하고 떨리는 증상, 경직, 느림보 같은 행동 및 자세 불안정성이 특징적으로 나타나는 신경계의 만성 진행성 퇴행성 질환입니다. 이러한 증상을 추체외로 증상이라고 합니다.

도파민 부족 즉 항도파민제가 가지는 부작용은 파킨스 환자에게 보이는 추체외로 증상입니다. 항 도파민제인 메토클로프로미드(멕소롱)도 이러한 파킨스 환자에게 보이는 추체외로 부작용이 나타납니다.

단지 소화가 안되어 소화제 하나 먹었는데 어눌해 보이고 자꾸 턱을 내밀고 양반 다리를 못하고 하는 증상을 보입니다. 깜짝 놀랍니다. 얼마나 놀라겠습니까? 처음에는 약물 부작용이라는 생각도 안납니다. 그래도 혹시 약 때문인가 하고 물어보는 것부터 시작합니다. 소화안되어서 가볍게 먹던 멕소롱이 범인이라는 말이 떨어짐과 동시에 난리가 납니다.

그 시절 유명했던 멕소롱, 알파활명수, 쿨탑에 함유된 메토클로프로미드(멕소롱)를 취급하였던 80년대 약국가의 한 풍경입니다. 6, 70년대에는 파란색 당의정인 트리민이라는 영진약품에서 나왔던 항 도파민제를 구토 증상에 사용하여 추체외로 부작용으로 곤욕을 치루는 경우가 많았습니다.

많은 약국들이 곤혹을 당하였습니다. 어디 약국에서만 이런 일이 발생 하였겠습니까? 한번 부작용을 경험한 약국 · 의원은 다시 멕소롱을 사용하기가 어렵습니다. 겁이 납니다. 이런 무서운 겁을 없애주는 약물이 나타납니다.

추체외로 부작용이 없는 시사프라이드(프레팔시드)가 90년대에 나타납니다.

시사프라이드cisapride는 멕소롱에서 나타났던 항 도파민 작용은 없이 세로토닌을 이용하여 간접적으로 아세틸콜린을 분비하게 하여 위와 장 운동을 촉진하는 약물입니다.

시사프라이드(프레팔시드)는 심장 부작용으로 현재는 퇴출되어 사용되지 않고 있습니다.

시사플라이드(프레팔시드)는 퇴출 전까지 어머어머한 판매 실적을 올렸습니다.

당시 얀센 제품이였는데 추체외로 부작용에 투약에 소심하였던 의사 약사님들이 대폭 지원사격을 보내 준 것입니다.

1정에 당시 금액으로 200원 정도 고가약이였습니다. 분업전 유통되기 시작하더니 바로 이어진 의약 분업 분위기를 타고 모든 처방전을 휩쓸었습니다.

소화 안되서 1알, 입원실에서 가만히 있어서 소화가 안 될것 같아 한 알... 모든 처방전에 추가 하였습니다.

기. 승. 전. 프레팔시드 시대가 열렸습니다.

알마나 심하였던지 모든 고가 약물을 제치고 처방 실적 3위라는 쾌거를 아루웠습니다.

리베이트 고리가 명백하였습니다.

시사프라이드(프레팔시드) 퇴출후 바로 국내에서는 항도파민 약물 돔페리돈(모티리움)이 나타 납니다.

뇌腦의 문턱에서 뇌로 들어가는 물질을 통제하는 곳을 BBB라 합니다. BBB는 항 히스타민을 이야기 할 때 한번 나왔던 부분입니다.

돔페리돈(모티리움)은 메토클로프로미드(멕소롱)과 달리 BBB를 잘 통과하지 못하므로 파킨스병 증상같은 추체외로 부작용은 적습니다. 그렇다고 부작용이 없는 것은 아닙니다.

항 도파민제가 가지는 중요한 부작용으로 유즙 분비가 나타납니다. 메토클로프로미드(멕소롱)에도 있고 돔페리돈(모티리움)에도 있습니다.

멀쩡한 가슴에서 젖이 나옵니다. 놀랍니다. 약국에 와서 환자가 약 봉투를 던집니다.

화가 몹시 난 모양입니다. 그도 그럴 것이 놀랄만 하지 않습니까? 왜 부작용이 있다고 말 하지 않았냐고 몰아칩니다. 약 먹으면 느닷없이 가슴에서 젖이 나올 수 있습니다 라고 말하였으면 아마 그 환자는 2층 원장님한테 뛰어 갔겠지요?, 왜 이런 독한 약을 먹으라고 하냐고 별로 아픈데도 없는데..... 2층 원장님은 가만히 있겠어요, 기분이 나쁘죠. 애꿎게 약국에게 화풀이? 합니다. 왜 환자에게 일어나지도 않는 부작용을 말해서 혼란스럽게 하냐고...

그 말도 맞습니다. 약국에서 보면 부작용을 환자에게 고지 하는 것도 문제요 하지 않는 것도 문제입니다.

진정 시키고 처방전을 바꿉니다. 레보설프라이드로 바꾸워 주라 합니다. 이번에는 약국에서 화를 냅니다. 그것(레보설프라이드)도 항 도파민제로 젖이 나오는데 그걸로 바꾸워요??? 아이고야....

과장된 이야기가 아닙니다.

실제로 항 도파민제 개념이 부족한 2층 원장님도 계십니다.

약국에서 처방전에 대한 이야기는 포지티브로 할 수밖에 없습니다.

네가티브 복약 지도를 하기가 어렵습니다.

네가티브 복약 지도도 중요합니다.

상품명 처방 제도로 인한 처방전이 분산되지 못합니다.

2층 의원 처방전은 바로 1층 약국으로 가는 구조입니다.

그렇지 않겠습니까? 이런 구조에서 네가티브 복약지도가 가능 하겠습니까?

처방전 분산으로 효율적인 복약지도가 필요하다면 일반명(성분명) 제도로 가야 합니다.

70년대 조현병(항정신병)약물로 허가 되었던 항도파민제 설프라이드(곰마틸)은 카이랄 의약품인 레보설프라이드levosulpiride로 재 탄생되어 위장기능 항진제로 출시 되었습니다

항 도파민 작용과 사용하기 어려운 아세틸콜린 작용을 적절하게 융합된? 약물이 출현합니다

이토프라이드Itopride(가나톤)은 항 도파민 작용과 아세틸콜린 증강 작용을 통하여 소화관 운동 개선 작용을 가진다고 합니다. 유즙 분비나 추체외로의 부작용인 항도파민 작용을 줄이고 대신 아세틸콜린 작용을 적당한 선에서 증강시킨 약물입니다.

퇴출된 시사프라이드(프레팔시드) 대신하여 세로토닌에 작용하는 약물로 모사프라이드mosapride(가스모틴)이 등장합니다. 모사프라이드(가스모틴)은 당연히 항 도파민제에서 볼수 있는 유즙 분비 작용이나 우울증, 추체외로 부작용은 없습니다.

모사프라이드(가스모틴)는 200여개의 제네릭으로 출하되어 처방전 곳곳에 적혀지고 있습니다.

47
치매

치매와 아세틸콜린(acetylcholine)과의 상관 관계에 기인한 약물들은 많은 잇점은 기대할 수 없고 그저 증세가 심해지는 속도를 떨어뜨리는 효과에 만족하고 있습니다. 새로운 메카니즘을 가지는 약물을 기다리고 있습니다.

치매痴呆 한자를 풀어보면 치痴자는 알지知자에 병부가 붙어 있어 지능, 지성이 병들었다는 뜻이며 매呆자는 사람이 기저귀를 차고 있는 모습을 나타낸 상형문자에서 나온 것입니다. Dementia치매는 라틴어의 demens에서 나온 말로, de의 제거한다, mens의 정신, 그리고 tia의 병이라는 뜻이 결합된 용어로서 문자 그대로 정신이 제거된 질병이라는 뜻입니다.

알츠하이머 질환Alzheimer's disease이 진행되면 뇌 속에서 여러 가지 신경전달 물질의 변화가 일어나는데 그 중에서도 인지 기능과 가장 관계가 깊은 물질이 바로 아세틸콜린acetylcholine입니다.

기억을 하기 위해 꼭 필요한 신경전달 물질이 아세틸콜린acetylcholine입니다.

이러한 연유로 지금까지의 치매 치료 약물은 아세틸콜린acetylcholine과 연관된 약물 뿐입니다. 그러나 치매와 아세틸콜린acetylcholine과의 상관관계에 기인한 약물들은 많은 잇점은 기대할 수 없고 그저 증세가 심해지는 속도를 떨어뜨리는 효과에 만족하고 있습니다. 새로운 메카니즘을 가지는 약물을 기다리고 있습니다.

치매는 혈관성 치매와 알츠하이머성 치매로 이야기 하고 있습니다.

뇌경색이나 뇌출혈 등 뇌혈관 질환으로 인해 생기는 혈관성 치매와 뇌신경 파괴로 인한 알츠하이머성 치매로 구분하며 서양인들에게는 뇌신경 파괴로 인한 알츠하이머성 치매, 즉 노인성 치매가 많이 나타난다 합니다. 국내에서는 혈관성 치매도 상당한 비중을 차지한다 합니다.

혈관성 치매는 알츠하이머성 치매와 달리 약물을 투여해 초기에 치료를 하면 알츠하이머 치매보다 결과가 좋다고 합니다.

최초의 치매 치료제는 1993년 출시됩니다.

아세틸콜린을 분해하는 효소인 콜린에스트라제를 활동 못하게 묶어 놓은 약물입니다.

콜린에스트라제라는 효소를 억제하면 전신에 아세틸콜린이 많아지게 됩니다.

전신에 아세틸콜린이 많아지면 큰일이 납니다.

농약 중독을 예로 들어 앞에서 말하였던 부분입니다.

특정한 부위에서만 아세틸콜린을 오랫동안 유지시켜주게 만든 약물입니다.

특정부위는 어디 이겠습니까? 뇌腦 아니겠습니까?

미국 FDA에서 승인된 코그넥스(타크린)는 1세대 아세틸콜린 분해효소 억제제로 알려졌습니다. 부작용은 당연히 전신에 나타나는 아세틸콜린 작용입니다. 부교감신경 흥분시에 나타나는 아세틸콜린에 의한 소화기계의 운동의 너무 과한 증상인 메스꺼움과 구토 등 부작용과 간 독성이 나타나게 되면서 자연히 퇴출되게 됩니다.

도네피질(아리셉트) 약물은 1996년 두 번째로 FDA 공인을 받은 아세틸콜린 분해효소 억제제로서 코크넥스(타크린)보다 훨씬 더 뇌에 선택적으로 작용합니다. 아세틸콜린의 전신적 부작용이 더 작다는 것입니다. 전신적 부작용이 전혀 없다는 것은 아닙니다.

도네피질(아리셉트)를 개발한 일본 에자이 제약 회사는 발매 당시에는 알츠하이머성 치매에만 허가 되었는데 그후 혈관성 치매 약으로 판매할 수 있도록 임상 실험을 실시하여 혈관성 치매에도 허가를 취득 하였습니다.

국내에서도 혈관성 치매제로도 사용 승인을 한 바 있습니다.

리바스티그민Rivastigmine(엑셀론), 갈란타민Galantamine(레미닐)등도 아세틸콜린 분해효소 억제제로 국내에 유통되고 있는 약물입니다. 이 두 가지는 알츠하이머 치매에만 허가 되었고 적응증도 경증부터 중등도의 치매 치료제로만 허가 하였습니다.

증증의 치매에는 허가하지 않았습니다.

아세틸콜린 분해효소 억제제로의 치매 치료는 무슨 약물이든지 아직은 큰 효과를 기대하기 어렵다는 것입니다.

영국에서의 연구는 도네페질(아리셉트)이 알츠하이머 치료제로써 효과도 없고 비용도 효과적이지도 않다는 결론을 내놓기도 하였습니다.

가족 중 한분이 치매라는 진단을 받으면 세상의 별이라도 따서 치료시키고 싶은 마음 없는분 계실까요? 그러나 치매에 승인 받은 약물 중 치료 가능한 약물은 아직은 없습니다.

70되어 보이는 어르신이 내민 처방전...... 당뇨 약물 처방전 밑에 클리아티린이 추가되어 있습니다.

한마디 건네 봅니다.

드시던 약에다 약이 하나 추가 되었네요? 아 네 거 뭐드라 치매 예방약에 좋은 약이 있으니 먹으라고 하시던데요...

정확한 사전적 의미의 치매 예방약이 있을 수 있을까요?

고혈압이 있는데 의원에 가니 치매 예방약을 먹으라고 권유를 한다고 하더라구요

요양병원에 모셨는데 그 또 어느 의원 원장님께서 그런 약은 없다고 하기도 합니다요

지금은 치매를 치료제는 증상을 지연시키는 정도의 약물 뿐인데 예방은 무슨 예방? 예방약은 없으니 잘 먹고 잘 자고 걷기같은 가벼운 운

동 열심히 하면서 좋은 생각 많이 하면 그것이 치매 예방이라고 하신 2층 원장님도 계십니다.

어르신들에게 가을에 접종하는 독감 예방약 만큼이라도 효과가 입증된다면 즉 치매 예방약으로 가치가 있다면 범 국가적 사업으로 무상 공급해도 어느 국민이 반대 하겠습니까?

무상 급식은 반대 의견이 있지만 아마 이건 반대 의견 전무 일겁니다.

이런걸 보면 치매 예방약은 아니다가 정답입니다.

글리아티린이란 약물에 대한 이야기입니다.

2016년 상반기 매출액은 672억원으로, 이 추세라면 전년 대비 34% 증가한 1,400억원대를 기록할 것으로 관측된다는 기사가 있습니다. 오는 2017년에는 2,000억원 돌파도 가능할 것으로 본다 고 말하고 있습니다.

이 약물은 외국의 경우 건강기능 식품 범주에 속한 약물입니다.

우리나라는 전문 의약품입니다. 어마어마한 차이입니다.

어느 2층 원장님들 중에는 40대 젊은신 분들에게도 치매 예방된다고 열심히 설명하면서 클리아티린 처방에 열심인 분도 계시다 합니다........

전 의료기관의 기 승 전 클리아티린이 개막되었습니다. 우리 2층 원장님들 치매 예방에 열심이 노력 하십니다. 지상에서 유일하게 치매 없는 국가가 탄생할 듯 합니다. 부라보^^

필요없는 금액으로 몇 천억이 낭비되는 것은 불 보듯 자명합니다.

진정 치매 예방을 위한 처방 인지? 어느 정도 복용해야 예방되는지? 아리송 다리송합니다. 혹 처방 후에 오는 어떠한 목적이 있는지?

외국의 경우 건강 기능 식품 정도의 약물이 국내에서는 치매 예방 약물로 둔갑해서 아까운 건강 보험 재정이 소모된다는 것을 어떻게 받아드려야 하는지요

처방전에 올리는 다른 이유가 있다면 개선해야 하는 것 아닌지요?

일방명(성분명) 처방이 대안입니다.

48
항콜린제(anticholinergic)

항 콜린제 부작용을 쉽게 표현하면 체액을 마르게 하는 부작용입니다. 입이 건조해지고, 코가 건조해지고, 가래가 진득해 지고, 소변이 잘 안 나오고, 변비가 생길 수 있습니다. 더불어 안압이 증가하여 녹내장이 생길수도 있습니다.

부교감 신경이라고 함은 휴식을 취하거나 안정 시에 기능이 항진되는 자율신경계를 말합니다. 즉 심장을 천천히 뛰게하고 소화기의 움직임이 활발해지고 침을 흘리고 눈동자가 작아지는 등 사람이 쉴 경우에 나타나는 신체의 변화는 모두 부교감 신경의 흥분에 의합니다. 이와 반대로 작용하는 약물을 항콜린 작용 약물이라 하며 결과적으로 부교감 신경이 작동하지 못하게 하는 약물입니다.

항 콜린제anticholinergic는 아세틸콜린acetylcholine에 반대되는 의미입니다

항 콜린 약물들은 심장의 박동 수를 빠르게 하고 혈압을 올리므로 어떤 이유에서든 심장박동이 느려지고 혈압이 떨어져서 생명이 위급한 환자에게 심장 기능을 활성화시키기 위하여 응급으로 정맥주사를 놓는 경우에 쓰입니다.

메디칼 드라마에서 자주 나오는 아트로핀atropine이 항콜린제의 대표 약물입니다.

부교감 신경의 억제 작용 즉 항 콜린 작용에는 신체에서 분비 기능 즉 땀샘, 침샘, 눈물샘, 기관지 위액, 등의 분비를 억제합니다.

항콜린제 사용에 대한 예를 들어 봅니다.

유난히 손에 땀이 많은 사람이 있습니다.

시험 때면 뚝뚝 흘러내리는 땀에 젖은 시험지가 찢어질 정도입니다.

대인 관계에 어려움을 겪거나, 연인끼리의 손 잡기를 꺼릴 정도로 심리적인 위축감을 느끼시는 분도 있습니다.

이런 증상을 다한증이라 합니다.

이러한 다한증은 당뇨와 폐경, 갑상선기능 항진증 등의 질환으로 유발될 수도 있고 비만과 음식 섭취 등 생활 습관에서 오기도 합니다. 다른 질환에서 발생하는 다한증은 원인질환의 치료를 진행하면 자연스레 없어집니다. 그러나 선천적으로 교감신경과 부교감 신경의 불균형으로 생기는 경우 수술하는 경우도 있지만 항 콜린제의 개념을 이해하시면 약물 선택이 쉬워 집니다.

부교감 신경에서 배출되는 아세틸콜린이 전달되지 않도록 차단하여 땀 분비를 줄이는 약물을 복용하면 됩니다. 글리코피롤레이트라Glycopyrrolate라는 항 콜린성 약물 사용이 가능합니다. 물론 공인된 다한증 치료 약물은 아닙니다. 글리코피롤레이트라Glycopyrrolate라는 약물은 중요한 약물은 아닙니다. 단지 항콜린제를 이해시키기 위한 약물입니다.

글리코피롤레이트라 Glycopyrrolate 같은 항콜린제를 복용하면 어떠한 부작용 즉 몸의 변화가 일어나겠습니까? 다시말해 항 콜린제가 가지는 부작용은 무엇이겠습니까?

심장 박동수가 빨라지고 동공이 확장되는 등의 작용이 있겠지요.

소화기의 기능은 줄어들고, 잠을 자기가 어려워집니다.

신체의 모든 분비가 억제됩니다. 때문에 여러가지 건조증이 나타날 수 있어 이에 대한 주의가 필요합니다.

변비가 있는 경우 수분이 줄어들어 변비가 더욱 심해질 수 있습니다.

항 콜린제 부작용을 쉽게 표현하면 체액을 마르게 하는 부작용입니다. 입이 건조해지고, 코가 건조해지고, 가래가 진득해 지고, 소변이 잘 안 나오고, 변비가 생길 수 있습니다. 더불어 안압이 증가하여 녹내장이 생길수도 있습니다.

이러한 불편한 부작용으로 차츰 항 콜린제의 약물은 줄어들고 있습니다.

최근 개발되고 있는 항 콜린제들은 갈증 변비 안압 상승 등의 문제를 해결하는 약물이 등장하고 있습니다.

49
과민성 방광염과 항콜린제

방광 속에 소변이 가득 채워질 경우에만 방광 근육이 수축해서 배뇨시키는 것이 정상적인 배뇨 상황입니다. 그런데 방광 안에 소변이 차기도 전에 필요 없이 방광이 자주 수축하므로 인해 자주 배뇨를 해야 하는 경우 방광 수축을 억제하고 이완시켜 빈뇨 행위를 억제 할 목적으로 사용하는 약물이 항 콜린제 약물입니다.

방광의 평활근을 이완시켜 과민성 방광염에 사용됩니다.

아세틸콜린acetylcholine은 방광 평활근에도 작용하는 신경 전달물질입니다.

방광근에 있는 아세틸콜린 수용체는 주로 방광근에 많이 분포되어 있지만 침샘 등의 외분비계에도 존재합니다. 외분비계는 침 땀 같은 기능을 하는 분비 기관을 말합니다.

항 콜린제를 사용하면 방광 근육을 이완시키게 됩니다.

방광은 뇨가 채워지면 신경의 조화로 인하여 뇨도가 열리면서 배뇨를 하게 됩니다.

과민성 방광염은 방광 안에 뇨가 채워지지 않았음에도 불구하고 뇨(尿)가 가득 채워진 것으로 인식하여 자꾸 배뇨排尿 욕구를 가지게 하는 증상입니다.

배뇨를 하려하면 시원하게 배뇨가 되지 않으며 얼마 후 다시 화장실에 가게 되는 상황을 만들게 됩니다. 정상 생활을 할 수 없습니다.

이때 사용하는 약물들은 항 콜린제 약물입니다.

옥시부티닌Oxybutynin(디트로판), 프로피베린Propiverine(비유피-4) 등을 사용합니다.

이런 약물들의 부작용은 침샘이 봉쇄되어 구갈이 나타납니다.

아세틸콜린 수용체가 침샘 등의 외분비계에도 존재하기 때문입니다.

침샘에 대한 작용을 없애고 방광근에만 나타나는 항 콜린제가 등장하게 됩니다.

솔리페나신Solifenacin(베시케어), 톨테로딘Tolterodine(디트루시톨) 등이 해당됩니다.

이런 약물은 구갈의 부작용을 현저하게 줄인 항 콜린제 약물입니다

방광 안에 소변이 가득 차게 되면 부교감 신경이 흥분되어 방광근을 수축 시킴으로 배뇨가 이루워 집니다 항 콜린제 약물은 방광 수축을 억제하고 이완시키는 약물입니다.

방광 속에 소변이 가득 채워질 경우에만 방광 근육이 수축해서 배뇨시키는 것이 정상적인 배뇨 싱황입니다. 그런데 방광 안에 소변이 차기

도 전에 필요 없이 방광이 자주 수축하므로 인해 자주 배뇨를 해야 하는 경우 방광 수축을 억제하고 이완시켜 빈뇨 행위를 억제할 목적으로 사용하는 약물이 항 콜린제 약물입니다. 적극적인 표현을 하자면 뇨를 못보게 하는 약물입니다. 이론상으로는 뇨폐가 발생하는 약물입니다. 그러나 항콜린제 복용으로 인해 실제로 뇨폐가 발생하는 경우는 드물다고 합니다.

다른 경우입니다. 방광 안에 소변이 가득 채워져 있는데도 불구하고 방광이 수축을 하지 않아서 배뇨가 안되는 경우가 있습니다. 화장실에 가도 소변이 안나오게 되는 상황입니다.

이런 경우 무슨 약이겠습니까? 부교감 신경 흥분제를 사용해야 겠지요?

대표적 약물이 베테네콜Bethanecol(마이토린)입니다. 방광이 수축을 하지 않으므로 배뇨가 안되는 경우에 사용됩니다.

환자가 어느 상황인지 잘 파악해야 합니다.

비뇨기과 전문의 선생님들은 매일 들어보는 환자의 소리입니다.

그 외 2층 원장님들은 그리 숙달되지 않는 환자의 소리입니다.

그래서 인지 이상한 처방전이 등장합니다.

톨테로딘Tolterodine(디트루시톨)과 베테네콜Bethanecol(마이토린)이 동시에 복용하라는 처방전입니다. 약국에서는 참 답답합니다. 통화를 합니다. 수긍을 하지 않는 경우가 많습니다. 인정하기 싫은 거지요. 또 다시 괜찮다는 말만 듣습니다.

부교감 신경 흥분과 억제를 시키는 약물을 동시에 투여하는 처방전을 아무 이유없이 인정한다는 것은 쉬운 일이 아닙니다. 의문을 갖는게 맞습니다.

극단적인 표현을 하자면 한 가지는 배뇨가 안되게 하는 약물이고 다른 한가지는 배뇨가 되게 하는 약물입니다.

이런 처방이 꼭 필요하다면 충분한 설명이 있어야 합니다. 아무런 설명도 없이 그냥 괜찮다라고만 한다는 것은 약물에 대한 충분한 지식이 없음을 나타내는 것입니다.

이런 처방전을 만나면 약사들의 저녁 안주거리가 됩니다.

뭐 그리 무식하냐? 모르면 인정을 해야지.. 모를 수도 있는 거지.. 착각할 수도 있는거지

아무런 설명없는 이런 처방 내용은 오류 처방중의 하나입니다.

자기의 전공 분야가 아닌 약물의 사용에서 오는 오류이기도 합니다.

배뇨 관련 약물은 비뇨기과로 제한하는 것도 고려하는 것이 어떨런지요?

당연히 해당 전문과로 환자를 보내는 배려를 하는 분도 계시지요..

이리 명확히 잘못된 처방전에 대해 약국에서의 다음 행동이 무엇인지 모르겠습니다

그대로 조제한다? 옳은 방법이 아니지요...

조제를 거부한다? 역시 옳은 방법 아니지요...

환자는 지금 당장 약을 먹어야 한다 하죠..

참 답답합니다.

실시간 약물 직통 라인이라도 설치해야 하는건지......

약국의 의견을 깊이 받아드리는 2층 원장님들의 자세가 요구됩니다.

약국의 의견을 받아드리려는 환자의 자세도 필요합니다.

환자에게 신임을 줄 수 있는 자세가 절대적으로 필요한 약국입니다.

50
아세틸콜린의 과분비를 막아주는 진경제

부교감신경의 과(過) 활성화는 많은 아세틸콜린이 분비 됩니다.
이로인해 위장 운동이 비정상적으로 증가하게 됩니다.

부교감신경의 활성화로 이세틸콜린이 분비됩니다.

부교감신경의 과過 활성화는 많은 아세틸콜린이 분비됩니다.

이로인해 위장 운동이 비정상적으로 증가하게 됩니다.

과도하게 많이 분비된 아세틸콜린은 위액의 분비를 촉진시킵니다.

위장관을 움직이는 근육을 평활근이라고 하는데 평활근을 수축시킵니다.

과한 수축은 바로 통증으로 나타납니다.

이러한 통증을 일반적으로 경련이라 합니다.

통증 부위가 위胃에서 출발했다면 위경련입니다. 위경련만 있는 것 아닙니다. 각종 평활근의 수축으로 인한 통증이 발생할 수 있습니다. 생리통, 배뇨시 통증을 동반한 방광염.결석, 담낭염, 담석으로 인한 통증이 발생합니다.

이러한 통증에는 진통제를 사용하지 않습니다.

진경제를 사용합니다.

진경제는 아세틸콜린의 과분비를 막아주는데 포커스를 맞추는 약물입니다.

항 콜린제입니다.

대중적으로 많이 알려진 약물에 바랄긴이라고 있었습니다. 70년대에 지금도 사용하는 부스코판과 함께 대표적 항콜린제 진경제 였습니다. 옥틸로늄(메녹틸), 옥사피움(옥사페란), 시메트로피움(알기론) 등이 처방되고 있습니다.

이러한 항콜린제는 부교감신경 전달 물질인 아세틸콜린을 근본적으로 차단합니다. 때문에 부교감신경과 연관된 지배를 받는 기관의 평활근들도 아세틸콜린의 공급이 차단되는 일이 발생합니다. 이른바 원치 않는 작용이 생기게 됩니다. 부작용이라고 합니다.

무슨 부작용이 발생하겠습니까? 생각해 보십시오. 쉽게 유추 하실수 있을 겁니다.

입도 마릅니다. 잠도 오지 않습니다. 변비도 생깁니다. 소변도 안나옵니다.

항 콜린제 가지는 피할 수 없는 부작용 들입니다. 앞 단원에서 말씀드렸던 부분입니다.

항 콜린제들은 이러한 부작용 때문에 수요가 많이 줄어들고 있습니다.

아세틸콜린을 활성화시키는 멕소롱등의 위장 기능 항진제와 아세틸콜린의 작용을 억제시키는 부스코판류의 항콜린제를 같이 복용하면 어떠하겠습니까?

서로 반대 작용을 가지는 약물을 복용하게 됩니다.

바람직한 처방이 아닙니다.

일반적으로 그런 경우는 드물겠지만 2층 원장님께서 꼭 필요하다면 시간 차이를 두고 복용하는 것이 좋습니다.

식사를 양껏하고 바로 과격한 운동을 해 본적 있으신지요? 밥먹고 바로 뛰어 다니지 말라고 합니다. 식사후는 부교감신경 흥분 상태입니다. 운동의 시작은 교감신경 흥분 상태입니다.

약물 이해도의 부족 인지 꼭 필요한 판단인지 다른 의도가 있는지 모르지만 이런 반대 작용을 가지는 약물들을 병용 처방하는 의원은 대개는 정해져 있습니다.

진료를 하는 이유는 한가지 약이라도 정확한 약을 복용하고 필요 없는 약은 복용하지 않도록 함이 아닌지요? 진료를 정확히 하여 항 콜린제나 위장 기능 항진제 한 가지만을 선택하는 것이 보편적인 처방 아닌지요?

혹 처방의 댓가를 받는 것이 목적이라면 이건 아닙니다.

51
구강 건조증

침 분비는 자율 신경 특히 부교감 신경의 자극을 통해 일어 납니다.
따라서 인위적으로 부교감 신경을 자극하는 약물을 투여하면 침은 많이 분비 됩니다.
반대로 부교감 신경을 억제하는 약을 투여하면 침의 분비가 억제 됩니다.

가끔 보는 일입니다.

어르신들이 약국에 오셔서 혀를 내밀면서 침이 없다고 호소하시는 분들 계십니다.

침이 안나오는 것 정도는 병이 아니라고 생각해서인지 병원보다는 약국에 와서 호소합니다.

단순하게 침이 부족 하신 분에게는 spray로 된 약품을 알려드립니다.

침. 타액과 비슷한 전해질의 공급을 목적으로 하며, 약물 부작용으로 나타나는 구강 건조증에 효과적입니다.

약물 부작용이란 항 콜린제를 말합니다.

그 외 항암 치료중에 타액선의 기능저하로 인한 구강 건조증이 발생하기도 합니다.

드물지만 쇼그렌 증후군이라는 질환도 있습니다.

침 분비는 자율 신경 특히 부교감 신경의 자극을 통해 일어 납니다.

따라서 인위적으로 부교감 신경을 자극하는 약물을 투여하면 침은 많이 분비됩니다.

반대로 부교감 신경을 억제하는 약을 투여하면 침의 분비가 억제됩니다.

그래서 항 콜린제를 투여하면 입마름 현상이 그리고 반대 약물인 콜린 효능제를 투여하면 침 분비가 왕성해 집니다.

그까짓 침이 부족하다고?

그러나 생각보다는 심각합니다

타액唾液 분비 저하로 인해 고통받는 환자들은 구강 작열감, 궤양, 연하곤란, 의치 장착시 유지곤란 등을 호소하며 미각 변화 및 설(舌)통 등도 동반합니다.

이 중 자가 면역 질환인 Sjogren's syndrome은 주로 50대 전후의 여성에서 많은 발병하며, 입안이 마를 뿐만 아니라 눈의 건조증과 류마티스 관절염의 증상이 함께 나타나는 경우가 대부분입니다. 방사선 치료도 구강 건조증의 원인이 될 수 있습니다. 말기 암환자의 30% 정도에서 구강 건조증이 발생하는 것으로 집계 되고 있습니다.

그러나 이러한 방법은 일시적이고 그리 효과적이지 못하여 다른 방법을 찾기 위해 여러 약물들이 도입되고 있습니다.

그중 필로칼핀pilocarpine은 유사한 다른 약물보다 부작용이 적어 효과적인 약물로 대두되고 있습니다.

운향과Rutaceae에 속하며 남미에서 많이 자생하는 pilocarpus jaborandi라는 식물의 잎에서 추출되었고, 1870년경에 프랑스에 처음 소개되어 발한發汗효과로 인하여 열熱병의 치료제로 사용하여 지금까지도 사용되고 있는 아주 오랜 약물입니다.

Sjogren's syndrome 환자나 방사선 치료를 받은 환자에서 발생한 구강 건조증의 경우 필로칼핀 처방을 FDA에서 인정하고 있으며 국내에서는 현대 약품에서 살라겐으로 판매되고 있습니다.

입이 마르는 정도는 병이 아니라는 신념?을 가지신 분이 많습니다. 구강 건조증도 참기 힘든 질환입니다. 적극적인 진료를 하였으면 하는 마음입니다.

09

당뇨와 고지혈증

52
최고의 당뇨약 메트폴민(metformin)

장수에 기여하는 약물로, 항암제로, 비만 등 용도가 확대되면서 지금보다 더 위대한 약물이 되어가고 있는 당뇨약 메트폴민(metformin)의 기원 식물은 중세기 유럽에서 민간약으로 사용하던 고트스루(Goat' s rue), 갈레가(Galega)라고 칭하며 프랑스 라일락(French lilac)이라고도 부릅니다.

봄꽃이 피면 다 아름답지만 라이락이 빠질 수는 없지요.

Lilac 원래는 nilac이랍니다. 뜻은 blue입니다.

푸른빛이 감돌아서 그리 이쁜 이름 지었나 봅니다.

이집트의 Nile강이 있죠? blue 푸른 강입니다.

버드나무에서 빚은 살리실산은 후에 인류의 빛이 된 아스피린이 됩니다.

인류가 발견한 최고의 의약품이라는 찬사를 아낌없이 해주는 약물입니다.

장수에 기여하는 약물로, 항암제로, 비만 등 용도가 확대되면서 지금보다 더 위대한 약물이 되어가고 있는 당뇨약 메트폴민metformin의 기원

식물은 중세기 유럽에서 민간약으로 사용하던 고트스루Goat's rue, 갈레가Galega라고 칭하며 프랑스 라일락French lilac이라고도 부릅니다.

갈레가Galega의 어원語源은 우유milk입니다. 고대 희랍의 젖소 농장 주인들이 젖소에게 갈레가를 먹일 경우 우유 생산량이 50% 증가된다는 것을 발견했기 때문에 붙여진 이름입니다.

프랑스 라일락French lilac에서 당뇨 약물로 사용되기 시작한 것은 1926년 이었습니다. 이후 부작용이 나타나면서 별 관심을 끌지 못하다가 1957년부터 다시 활발하게 쓰이기 시작했습니다.

그러나 자체 독성이 강하여 당뇨 치료에는 적합하지 않았습니다.

독성을 없애는 노력 끝에 지금의 메트폴민metformin을 개발 하였고 1995년 미국 FDA 약품 심사위가 전원 일치로 메트폴민metformin(굴루코파지)를 허가를 승인하고 TIME지 의 표지에 기적의 당뇨병 약물로 대서특필 된 일도 있었습니다.

지금까지 가장 저렴하고 가장 확실한 당뇨 약물로 이용되고 있습니다.

뛰어난 약효로 지금까지 개발된 모든 당뇨 약물은 메트폴민를 첨가하여 복합제를 만들면서 시판되고 있습니다. 당뇨 약물의 이름 중 메트라는 이름은 모두 메트폴민을 나타냅니다.

당뇨 환자중 메트폴민을 복용하지 않는 환자는 거의 없습니다.

메트폴민을 처방하지 않는 당뇨 전문의도 없다고 보아야 합니다.

저렴하고 정확하고 그리고 부작용도 거의 없는 최고의 명약입니다.

메트폴민은 글루코파지 다이아벡스등 많은 이름으로 처방전에 오르고 있습니다.

메트폴민metformin은 적절한 혈당조절에 필요한 최소용량을 확인하기 위하여 저용량으로 투여를 시작해야 하며, 1일 2~3회, 1회 500mg을 투약합니다.

용량의 증가는 매주 500mg씩 점차적으로 증량하며, 2,000mg까지 투약할 경우는 보통 1일 2회 아침, 저녁으로 분할하여 투약합니다. 2,000mg을 초과하는 경우도 있습니다.

최적 용량으로 2,000mg 내지 2,500mg을 투여하는 게 맞다고 주장합니다.

다른 이야기로는 메트폴민은 1일 1,500mg이면 충분하다는 겁니다.

우리나라에서는 각자 여러 형태로 처방됩니다.

몇 해를 두고 1일 1회 250mg 처방전도 보입니다.

혈당은 조절되지 않는데 몇 해를 두고 내내 500mg을 넘어가지 않는 처방도 있습니다.

세심한 관심으로 정확한 용량을 선택해 주어야 합니다. 약물의 이해도가 의심스러운 부분입니다.

기술적인 정제를 만들어서 1일 1회 복용이 가능하게 한 고 함량 메트폴민도 있습니다.

1일 1회 복용이 가능하게 한 기술의 제형을 서방정이라고 합니다. 서방형 정제의 크기가 너무 커서 복용하기 어려운 환자도 있습니다. 때문에 조제 시에 분말 조제를 원하는 경우가 있습니다.

그러나 분말로 조제하면 안됩니다.

처방 시에 환자의 상태를 판단하여 분말 조제해도 복용이 가능한 제제를 선택해 주는 것이 필요 합니다.

53
초록색 눈사람 모양 당뇨 약 글리메피드(아마릴)

당뇨는 만성 질환입니다. 본인이 드시고 있는 약물의 이름은 기억하는 것이 좋습니다. 외국의 경우 본인이 만성 질환으로 복용하는 약물의 이름 정도는 기억하는 것이 일반화되어 있다 합니다.

설포닐 우레아Sulfonyl urea계 약물은 상품명으로 다오닐 디아미크롱 등 여러 종류가 유통되었으나 지금은 초록색 눈사람 모양의 당뇨 약인 그리메피드(아마릴)가 이 계통의 대표적인 약물로 제일 많이 사용되고 있습니다.

건일그리메피리드, 게리드, 그루리스, 그리마린, 그리메피드정, 그릴, 글라디엠, 글레딘, 글루딘, 글루비, 글루펜, 글루피드, 글리닥스, 글리릴, 글리마릴, 글리매핀, 글리맥스, 글리메드정, 글리메린정, 글리메릴, 글리메, 글리메츠, 글리메프, 글리메피드, 글리메피젠, 글리멘, 글리멜, 글리멥, 글리미드, 글리민, 글리밀, 글리베타정, 글리벤정, 글리올정, 글리원정, 글리코정, 글리큐정, 글리텍정, 글리파, 글리판, 글리팜, 글리프릴, 글리피드정, 글리피리드정, 글리피린, 글리필정, 네오마릴정, 다이리드정, 다이메릴정, 다이피릴정, 디디에스글리메피리드정, 디마릴정, 디메릴정, 디아그릴정, 디아릴정. 디아메드정, 디아베정, 디어메디정, 랙스정, 로글리코정, 로나임정, 로트라정, 마드밀정, 메디롤정, 메리클정, 메바스정, 메아릴정, 메프릴정, 메피그릴정, 메피리드정, 메피린정, 메피릴정, 미디아정, 미아릴정, 보령글리메피리드정, 아로밀정, 아마그린정, 아마디엠정, 아마리드정, 아마리스정, 아마리아정, 아마리정, 아마릴, 아마정, 아마틴정, 아마필정, 아메드정, 아메리드정, 아모린정, 아미드정, 아베린정, 알파글리메피리드정, 에마릴정, 에이글정, 위더스글리메피리드정, 유글렉스정, 유니마릴정, 이마릴정, 익수글리메피리드정, 일성글리메피리드정, 제이마릴정, 제이알글리메피디르정, 청계 글리메피리드정, 케이마릴정, 코리닐정, 코오롱글리메피리드정, 크리메릴, 태극글리미피리드, 펜믹스글리메피리드, 피라메정, 한국콜마글리메피리드, 한마릴, 한올 글리메피리드입니다.

제네릭 1부터 제네릭 150입니다.......

참 이름 많기도 하지요?

모두 다 같은 약물입니다. 일반명(성분명)으로 글리메피리드입니다.

당뇨는 만성 질환입니다. 본인이 드시고 있는 약물의 이름은 기억하는 것이 좋습니다.

외국의 경우 본인이 만성 질환으로 복용하는 약물의 이름 정도는 기억하는 것이 일반화 되어 있다 합니다.

약국의 풍경하나 소개합니다.

조제 해주고 나니 환자 분이 질문을 합니다.

이 약 당뇨 약하고 같이 먹어도 되요?

무슨 당뇨 약 일까요? 모르는데요 당뇨 약이요 하얗고 동그랗고 그런 약인데 모르세요?

모르세요 말 속에는 무슨 약사가 그것도 모르냐는 표정이 숨어 있기도 합니다.

위에서 보듯이 글리메피리드 라는 약물 한가지에도 150여개의 제네릭이 유통되는데 말입니다.

약 이름도 그렇습니다.

복용 중인 약물이 랙스정 2mg를 복용중이라 합시다.

무슨 약을 복용하고 계십니까? 네 랙스정 2mg입니다 하면 대한민국 어느 의원이나 약국에서든 100% 인지 하기 어렵습니다. 약 이름도 모르면서 무슨 약국 한다고 하느냐는 비아냥 소리도 내시는 분도 계실련지 모르지만 150여개 글리메피드 제네릭의 상품명을 전부 다 인지할 수 없지 않습니까? 복용 중인 약은 글리메피드 2mg 혹은 글리메피드의 오리지날 상품명인 아마릴 2mg을 복용 중입니다 하면 모르는 분이 없습니다. 글리메피드의 제네릭으로 어떤 약을 복용하던 말입니다.....

설포닐 우레아Sulfonyl urea계 약물의 작용은 췌장의 베타 세포가 존재하는데 베타 세포를 자극하여 인슐린의 분비를 증가시키는 것입니다. 그러므로 인슐린 분비 능력이 남아 있는 2형 당뇨 경우에만 그 효과를 기대할 수 있습니다. 인슐린 분비 능력이 전혀 없는 1형 당뇨에는 적합하지 않습니다.

인슐린이 분비되는 장소인 췌장의 베타세포를 자극하여 인슐린을 나오게 하는 약물입니다.

당뇨로 인해 설포닐 우레아 계통 약물을 복용 하기 시작한 환자는 약물 복용으로 계속해서 긴 시간 동안을 베타 세포를 자극하기 때문에 췌장의 베타 세포가 망가진다는 논리를 펴서 사용을 제한을 해야 한다는 의견도 있었습니다.

베타 세포를 자극하는 기전을 가진 설포닐 우레아 계 약물의 고(高) 용량 처방은 많은 주의를 필요로 하며 설포닐 우레아계 약물 2가지를 같이 장기간 처방하는 것은 많은 부적절하다는 것이 일반적 중론입니다

54
소장에서 포도당이 흡수되는 것을 방해하는 약물

음식으로 섭취하는 포도당이 흡수되는 곳은 장(腸)입니다.
포도당의 흡수를 막으면 혈당이 올라가지 않겠느냐는 생각을 가지고 시작한 약물입니다. 소장에서 포도당이 흡수되는 것을 방해하는 약물입니다.
밥을 먹어도 포도당이 흡수가 적게 되게 하는 것이 이 약물의 효과입니다.

효소의 이름 뒤에는 대개 ase가 붙습니다.

알파 글루코시다제alpha glucosidase는 음식으로 섭취된 밥, 빵, 감자, 같은 탄수화물이 장에서 분해되게 해주는 효소입니다. 베타 글루코시다제도 체내에 존재합니다.

알파 글루코시다제alpha glucosidase를 억제시키게 되면 탄수화물이 장에서 분해되는 것을 막아줍니다. 분해를 막는다는 것은 식사 후에 혈당이 증가하는 것을 막아주는 역할을 한다는 것입니다. 이는 곧 혈당을 낮추는 데 도움을 주는 방법입니다. 탄수화물의 소화, 흡수를 지연시키는 약물을 총칭하여 알파 글루코시다제 억제제alpha glucosidase inhibitor라 합니다.

음식으로 섭취하는 포도당이 흡수되는 곳은 장腸입니다.

포도당의 흡수를 막으면 혈당이 올라가지 않겠느냐는 생각을 가지고 시작한 약물입니다. 소장에서 포도당이 흡수되는 것을 방해하는 약물입니다.

밥을 먹어도 포도당이 흡수가 적게 되게 하는 것이 이 약물의 효과입니다.

자연히 식후 혈당을 낮추는 데에만 효과가 있는 것이지요. 당연히 이 약물의 복용 시간은 매 식사 직전에 복용해야만 합니다. 식사하고서 소화 흡수가 다 끝난 뒤에 이 계통의 약을 먹는다는 것은 아무런 효과가 없습니다.

식사는 3회 하는 것이 원칙입니다. 이 약물도 식사 직전에 매 끼니마다 복용하는 것이 원칙입니다만 1일 1회 복용하라는 처방도 심심치 않게 보입니다.

약국에서 이의를 제기해도 괜찮다고 2층 원장님은 응답합니다.

자꾸 하는 이야기인데 괜찮다는 의미가 무척 어렵습니다.

이런 경우 약국에서는 제일 식사량이 많은 끼니 식전에 복용하라고 합니다.

약물의 깊은 이해가 필요합니다. 1일 1회 처방은 고개를 갸웃하게 만드는 처방입니다.

이 계열의 약물에서 나타나는 가장 흔한 부작용은 고창(방귀), 설사, 복통 등의 위장관계 부작용입니다.

아카보스Acarbose(글루코바이)는 가장 먼저 소개되어 전 세계적으로 널리 사용되고 있는 약물이 있습니다. 보글리보스voglibose(베이슨)도 유통되고 있습니다.

국내에는 알파 글루코시다제 억제제는 위의 두가지 약물과 제네릭 제품만이 유통되고 있습니다.

55
인슐린(insulin)을 품은 인크레틴(incretin)

최근에 발견된 새로운 사실은 우리가 식사했을 때 음식물의 자극을 받은 위장은 인크레틴이라는 호르몬을 방출하게 되는데 당뇨병 환자에게서 이 물질이 현저하게 부족되는 현상을 찾아냈습니다.

우리의 혈액중 당糖의 농도는 언제나 일정해야만 합니다.

당은 글루코스glucose라고 합니다. 포도당이라고도 합니다.

포도와 포도당은 무슨 관계가 있는 건가?

다른 식품들보다 포도에서의 포도당 함유량이 많기 때문이다 라고 하기도 하고...

포도당의 분자 구조가 포도 모양과 비슷하기 때문이다 라고 하기도 합니다.

우리가 탄수화물 등 밥을 많이 먹은 결과로 혈액 속에 포도당glucose의 양量이 많아지면 우리 몸은 포도당glucose 양을 줄이려는 노력을 하게 됩니다. 그래서 글루코스glucose를 글리코겐glycogen 형태로 전환해서 당을 저장을 하는 것입니다.

반대로 우리가 며칠 굶으면 어떻게 될까요.

혈액 속에 글루코스 농도가 떨어지는 현상이 나타나게 되면 우리 몸은 글루코스를 요구하게 됩니다.

글리코겐 형태로 전환했던 것을 다시 글루코스로 바꾸어서 글루코스를 사용하게 되는데 이때 글리코겐glycogen을 글루코스glucose로 분해하는 호르몬이 바로 글루카곤glucagon입니다. 반대로 글루코스glucose에서 글리코겐glycogen으로 전환하는 것은 인슐린insulin입니다.

당이 높을 때 내려주는 역할 즉 글루코스를 글루코겐으로 바꾸어주는 역할을 하는 인슐린insulin이 일을 제대로 하지 않는 상태가 당뇨입니다.

좀 더 정확히 말하자면 인슐린 뿐만 아니라 당이 낮을 때 올려주는 글루카곤도 제대로 역할을 하지 않으면 당뇨라고 합니다.

그러나 지금까지 대부분 인슐린이 부족한 상태를 개선시키는 약물이 대부분입니다.

지금까지는 췌장에서는 인슐린이 분비되어 혈당을 조절하는 것으로 알고 있었습니다.

그러나 최근에 발견된 새로운 사실은 우리가 식사했을 때 음식물의 자극을 받은 위장은 인크레틴이라는 호르몬을 방출하게 되는데 당뇨병 환자에게서 이 물질이 현저하게 부족되는 현상을 찾아냈습니다.

이 인크레틴은 곧 췌장의 베타세포를 자극해 인슐린의 생성을 돕고 글루카곤이라는 혈당을 올려주는 작용을 방해하며 간에서 당분 생산을 억제하는 작용을 합니다.

뿐만 아니라 포만감을 갖게 하여 식욕을 억제하고 인슐린의 효과를 올려 주는 작용을 합니다.

인슐린insulin을 품은 물질이 인크레틴incretin이라는 것이지요.

사람에게는 크게 두 종류의 인크레틴glucose stimulated insulin secretion 호르몬이 있다고 알려지고 있습니다.

인크레틴에 속하는 물질로는 첫 번째 gastricinhibitory polypeptide(위억제 펩타이드)(GIP)와 두 번째 glucagon-like peptide 1((GLP-1)글루카곤과 비슷한 펩타이드)이 알려져 있습니다. 아시겠지만 glucagon-like peptide 1에서 like는 닮았다는 의미입니다.

2형 당뇨병 환자에서는 GIP의 혈중 농도는 정상 혹은 거의 정상 상태를 유지하지만 GLP-1의 분비는 감소되어 있다는 것을 알게 되었죠.

GLP-1는 우리 몸에서 한번 생성되면 어떤 효소에 의해 바로 바로 없어지는 물질입니다.

DPP-4dipeptidyl peptidase-4가 이 GLP-1를 분해하는 효소입니다.

DPP-4라는 효소의 작용을 억제하면 인크레틴으로 알려진 GLP-1가 몸 안에 많이 존재하게 되겠지요.

자연히 GLP-1 이 많게 되어지고 결론적으로 인슐린 분비가 많아지게 됩니다.

DPP-4라는 효소의 작용을 억제하여 당뇨 치료에 사용하게 됩니다.

DPP-4dipeptidyl peptidase-4를 저해함으로써 GLP-1을 지속적으로 분비하게 해 궁극적으로 인슐린이 분비하게 하는 약물을 DPP-4억제제라는 당뇨 약물 군이며 2000년초에 개발된 약물로 이계통 첫 번째 약물이 시타글립틴sitagliptin(자누비아)입니다.

빌다글립틴vildagliptin(가브스), 삭사글립틴saxagliptin(온글라이자), 리나글립틴linagliptin(트라젠타), 국산 신약 제미글립틴gemigliptin(제미글로), 아로글립틴alogliptin(네시나), 에보글립틴evogliptin(슈가논), 아나글립틴anagliptin(가드렛), 데넬리글립틴teneligliptin(테넬리아)입니다.

56
당뇨(糖尿)로 당뇨병을 치료하는 약물

이상하게 당뇨병과 당뇨를 같은 의미로 섞어서 사용하는 현실 때문에 당뇨를 당뇨병과 같은 병으로 오해하지만 소변에 당은 나오지만 혈당이 정상이면 당뇨병이 아닙니다.

당뇨糖尿는 말 그대로 소변에 당이 있다는 것을 의미합니다.

그런데 이상하게 당뇨병과 당뇨를 같은 의미로 섞어서 사용하는 현실 때문에 당뇨를 당뇨병과 같은 병으로 오해하지만 소변에 당은 나오지만 혈당이 정상이면 당뇨병이 아닙니다.

포도당은 우리 몸에서 없어서는 안되는 아주 귀한 물질입니다.

우리들의 몸은 귀한 물질인 포도당이 소변으로 배출되도록 놓아주지 않습니다. 마지막 소량의 포도당까지 소변으로 배출 되기 직전인 상태에서 재흡수를 하여 다시 포도당을 우리 몸에서 재 사용하는 방법을 쓰고 있습니다.

이 귀한 포도당이지만 당뇨환자에게는 반가울리 없습니다.

포도당을 소변으로 배출시키면 당뇨치료에 도움이 되지 않을까 하는 생각을 갖게 됩니다.

포도당의 재흡수를 막아서 소변으로 포도당이 배출되도록 하는 작용기전을 가진 약물입니다. 이러한 약물은 이뇨제利尿劑의 기전과 동일한 부분이 있습니다.

이러한 약물을 SGLT-2 억제제라고 합니다.

가장 최근에 개발된 당뇨 약물입니다.

sodium-glucose linked transporter, SGLT라 합니다.

소디움과 글루코스가 관련된 수송체입니다.

소디움은 세포 바깥에 존재하다가가 필요에 의해 세포내로 들어오는 경로에 포도당도 덩달아 소디움과 함께 꼽사리 끼어서 세포내로 이동합니다.

신체 기관들은 많은 부분이 소디움 의존성입니다, 소디움 없이는 제기능을 못합니다. 소디움(나트륨)을 많이 섭취하면 건강이 위험하니 소디움(나트륨) 섭취량을 줄여야 한다고 합니다만 장작 우리 몸에서 소디움이 없다면 아무런 일도 할 수 없게 됩니다.

포도당을 재 흡수시켜 재再사용해야 하는데 꼭 필요한 것이 소디움입니다.

소디움이 있어야 포도당이 세포 내로 들어오게 되어 이용됩니다.

만약 소디움이 부족할 경우에는 포도당의 세포 내로의 이동도 일어

나지 않아 건강을 영위할 수 없게 됩니다.

SGLT-2 억제제는 포도당의 재흡수를 못하게 하여 뇨尿 중으로 배설시키게 하는 약물입니다. 포도당의 재흡수를 담당하는 SGLT-2 작용을 억제하여 포도당을 흡수하지 않고 뇨로 배출시키는 작용을 갖는 약물을 SGLT-2 억제제라 합니다.

당연히 SGLT-2 억제제는 포도당 뿐만 아니라 소디움의 재 흡수를 억제하는 이뇨제의 역할도 가지고 있습니다.

SGLT-2억제제 최초의 약물이지만 국내에는 소개되지 않은 카나글리플로진canagliflozin(인보카나) 그리고 다파글리플로진dapagliflozin(포시가), 엠파글리플로진empagliflozin(자디앙), 이푸라글리플로진ipragliflozin(슈가논)이 유통되고 있습니다.

SGLT-2 억제제 당뇨 약물을 복용하면 항상 소변에 당이 나오게 됩니다.

뇨로 기관에 당이 많다보니 세균의 번식이 쉬워 집니다.

방광염등 세균성 뇨료 감염 발생이 많아집니다.

당이 소변으로 빠져나온다 함은 체중 감소가 일어난다는 것이기도 합니다.

마른 채형의 당뇨 환자는 체중 감소가 현저하게 되므로 체중 변화에 관심을 가져야 합니다.

57
고지혈증 치료 약물

총 콜레스테롤은 HDL 콜레스테롤, LDL콜레스테롤 그리고 중성 지방(TG)을 5로 나눈 값의 합입니다. 예를 들면 중성지방 250, LDL은 130, HDL 40인 경우 중성 지방(TG)을 5로 나눈 값인 50과 130과 40을 합한 총 콜레스테롤 220입니다.

고 지혈증이란 혈액 속에 지방이 정상 보다 많은 상태를 말합니다.

혈액 속에 콜레스테롤이나 중성지방이 정상보다 증가된 상태입니다. 이를 고 콜레스테롤 혈증, 고 중성지방 혈증이라 말합니다. 이들 2가지를 보통은 같은 개념으로 사용하고 있습니다.

고 지혈증은 고 콜레스테롤 혈증 (콜레스테롤이 많은 상태)와 고 중성지방 혈증 (=트리 글리세라이드)를 합친 말입니다. 최근에는 비정상적인 핼액내 지질 상태를 이상 지질 혈증이라고 부르기도 합니다.

콜레스테롤은 지방이기 때문에 물과 기름이 섞일 수 없듯이 혈액 속에 섞일 수가 없습니다.

혈액 속에 섞여 운반되기 위해서는 지단백脂蛋白 형태가 되어야 합니다.

지단백이 되기 위해서는 혈액속의 단백질과 결합해야만 합니다.

이러한 결합 과정에서 단백질 비율과 지방비율에 따라 단백질 비율이 높은 고밀도 지단백과 지질의 비율이 높은 저밀도 지단백이 됩니다.

콜레스테롤은 혈액 속에 있는 지단백이라는 작은 거품 속에 실려 다닙니다.

콜레스테롤을 싣고 다니는 지단백의 종류는 여러 가지가 있습니다.

끈끈한 지방 성질 때문에 혈관 벽에 잘 달라 붙는 저밀도 지단백Low Density Lipoprotein, LDL과 혈관 벽의 콜레스테롤을 제거하는 고밀도 지단백High Density Lipoprotein, HDL 2가지가 중요합니다.

나쁜 콜레스테롤LDL과 좋은 콜레스테롤HDL은 부정확한 표현 이지만 많이 사용되는 말입니다.

우리나라 사람은 콜레스테롤이 20대는 평균 수치가 남자 162, 여자 168이나 60대가 되면 남자 183, 여자 202로 증가하게 됩니다. 나이가 듬에 따라 증가하게 됩니다. 200 미만을 정상으로 보고 240 이상을 고위험군으로 분류합니다.

중성 지방치는 250 미만을 정상 500 이상을 고 위험군으로 분류합니다.

고지혈증 중 콜레스테롤이 주로 증가하는 경우는 90% 이상이 유전적인 소인이 있다고 합니다. 반면에 중성 지방의 증가는 이차적인 원인 즉 당뇨병, 비만증, 지나친 음주 등과 관련이 있습니다.

LDL은 130 미만이면 정상 160 이상이면 고 위험군이며 HDL은 40 이상이면 정상 35 미만이면 고 위험군으로 분류하고 있습니다. 이러한 자료는 혈액 검사시에 표기되어 있는 내용입니다.

총 콜레스테롤은 HDL 콜레스테롤, LDL콜레스테롤 그리고 중성 지방TG을 5로 나눈 값의 합입니다. 예를 들면 중성지방 250, LDL은 130, HDL 40인 경우 중성 지방TG을 5로 나눈 값인 50과 130과 40을 합한 총 콜레스테롤 220입니다.

콜레스테롤의 약 80%는 간肝에서 만들어지며 약 20%만이 음식을 통하여 흡수됩니다. 따라서 콜레스테롤을 낮추는 가장 효과적인 방법은 간에서 콜레스테롤를 만들지 못하게 하는 방법을 이용해야하며 식이요법 만으로는 콜레스테롤 수치를 낮출 수는 없습니다.

만약에 간肝에서 콜레스테롤을 전혀 만들지 못하게 한다면 세포막도 만들 수 없고 각종 호르몬도 그리고 담즙산도 만들지 못하여 건강 생활을 할 수 없게 됩니다.

콜레스테롤의 생산을 근본적으로 막으면 안됩니다.

Rate limiting step(속도조절 단계)이란 흐르고 있는 물줄기를 막았다 열었다 하면서 그 물줄기의 흐름을 조절하는 과정을 말합니다. 강에 있는 댐을 연상하면 됩니다.

이론적으로 콜레스테롤을 만들지 못하여 인체의 필요한 부분에 공급이 안되면 아주 큰일이 납니다. 콜레스테롤을 간에서 만들지 못하게 하는 약물들은 이러한 인체의 속도 조절 메카니즘을 그대로 활용하는 방법이 이용되어서 인체에 해롭지 않게 하는 방법을 사용합니다.

콜레스테롤은 acetyl-CoA란 재료를 시작으로 여러 과정을 거쳐 만들어지게 됩니다.

이때 HMG-CoA reductase라는 효소가 콜레스테롤을 만드는데 중요한 역할을 하는데 이 효소의 작용을 억제하여 콜레스테롤의 생산을 못하게 합니다.

HMG-CoA reductase를 억제하는 약물들의 명칭 어미에 vastatin이 들어 있어서 스타틴계 약물이라고 하며 고지혈증 약물의 대부분에 사용 됩니다.

acetyl-CoA, HMG-CoA reductase라는 단어가 어렵지요?

HMG CoA reductase 억제제 다른 말로 스타틴계 고지혈증 약물은 페니실린처럼 원래 곰팡이에서 발견되어 처음에는 항생제 후보 물질로 개발이 시작 되었습니다. 그러나 사람에게 탁월한 콜레스테롤 저하 효과를 보임으로 해서 애초의 의도와는 다르게 콜레스테롤 억제제로 용도 변경 되었습니다.

사람에게 사용된 최초의 스타틴계 약물은 천연에서 얻어낸 로바스타틴lovastatin(메바코)입니다. 물론 지금은 거의 사용하지 않는 약물입니다.

외자 회사인 MSD에 의해 1987년 FDA에 공인됨에 따라 최초로 사용되었습니다.

천연 제품인 로바스타틴(메바코) 다음에 개발된 프라바스타틴pravastatin(메바로친)은 최초의 반 합성 스타틴계semi-synthetic statin 약물입니다.

현재는 효력이 훨씬 강해진 아토르바스타틴atorvastatin(리피토)같은 합성 스타틴 제품이 이용되고 있습니다.

리피토 외에 피타바스타틴Pitavastatin(리바로), 로슈바스타틴Rosuvastatin(크레스토)과 제네릭이 처방전에 이름을 올리고 있습니다.

서로다른 두 종류의 스타틴을 함께 복용하라는 처방전도 보입니다. 바람직하지 않는 선택입니다.

간독성이 있습니다. 콜레스테롤 합성을 억제하는 곳이 간肝입니다. 뚜렷한 증상 없이 간 효소가 정상의 3배 이상 올라가는 경우고 보고된 적이 있을 정도로 간독성은 관련성이 크다 합니다.

고용량을 사용할 경우에 더 많은 부작용이 발생한다고 알려져 있습니다.

스타틴 관련 근육병증은 가장 흔한 합병증이고 대개 약물을 중단하게 하는 가장 중요한 이유입니다.

경미한 근육통에서부터 드물지만 생명을 위협하는 횡문근 융해까지 보고되고 있습니다. 이러한 증상이 생기는 원인은 약물로 인하여 콜레스테롤 생산 억제되어 근육 세포막이 충분히 만들어지지 못한데서 원인을 찾을 수 있습니다.

횡문근 융해증은 근육 세포가 완성되지 못하여 세포가 흘러내리는 모양을 나타내며 콜라빛 소변을 보는 무서운 질환입니다. 근육통 통증 부위는 대퇴부, 종아리이며, 전신의 통증을 호소하기도 합니다. 근육통의 양상은 무겁다. 경직된다. 조여온다. 활동시 다리 힘이 약 하다는 증상들을 호소합니다.

부작용 발생 시점은 명확하지는 않지만 1~12개월 사용 후 발생한다고 보고하고 있고 약물 중단 후 약 2개월 이내에 소멸된다고 보고하고 있습니다.

스타틴 복용으로 당뇨 발생과 연관이 있다는 보고들이 있습니다.

백내장 발생과도 관련이 있다는 보고도 있습니다.

그러나 이러한 부작용들은 복용 초기에 나타나는 경우가 대부분이라고 합니다.

10

상식을 늘려주는 약 이야기

- 》 on label, off label
- 》 카이랄(Chiral)의약품
- 》 구강 붕해정(orally disintegrating tablets)
- 》 수면제 졸피뎀(zolpidem)
- 》 임신진단 시약
- 》 1차 해독을 담당하는 효소 Cytochrome P450
- 》 조제한 약과 한약(韓藥) 같이 먹어도 되나요
- 》 유효기간 경과 의약품
- 》 약국 한편 작은 공간에 폐(廢)의약품 함이 하나 있습니다.

58
on label, off label

오프라벨 처방시에는 약물에 대해 설명을 하고 환자 동의를 얻은 후 처방해야 합니다. 약국에서도 충분한 설명이 필요한 부분입니다. 아무리 의사의 처방권을 인정 한다 해도 말입니다.의사의 처방권도 중요 합니다.
더 중요한 것은 약국의 의견입니다.

성북구에서 약국 하던 젊은 시절.. 제약회사 영업 담당 하신분이 약국에 들어오면서

약사님 저기 삼선교 근방에 새로 생긴 의원이 있는데요.. 그 원장님 실력 죽여줘요...

왜?

그 원장님 말입니다. 설사 증상이 있는 어린이한테 우리 회사 기침약 코데날 만을 갈아서 주드라구요? 고데날은 코데인codeine이라는 합성 마약으로 마약성 진통제로도 사용되지만 진해제로도 사용되는 약물입니다.

놀래서 물어 보았는데...

다른 사람은 절대 모르지 코데인은 설사를 멈추게하는 특효약이야....

마약 중독자들은 거의 만성 변비로 죽을 만큼 고생합니다.

유명한 가수가 마약을 끊고 하는 첫마디가 화장실가기 편해서 세상 살맛난다 라고 인터뷰한 기억이 있습니다.

이런 작용을 기본으로 하여 허가를 취득한 약물이 마약성 지사제 로페린이라고 하는데 그 무렵에도 상용하는 약물 이였습니다.

이런 처방을 내는 것은 좋은 의사의 마음 가짐은 아닙니다.

네 이렇듯 기침약(진해제)인데 지사작용에 사용하는 것을 off label이라합니다.

전화기 넘어 흥분 한 소리가 들립니다.

이** **가 처방전에 느닷없는 전혀 흐름이 맞지않게 코데날이 들어있더라는거야.

그래서 기침하세요? 물었더니 아니란 거야 그럼요 변비가 있어서 말씀드렸다는 겁니다.

아참 이건 또 뭐야 다시 한번 환자에게 확인! 변비에요 설사에요?

2층 원장님왈 약사님이 그것도 모르냐는 거야....변비에도 사용 가능하다는거지..

내가 열 안 받겠나구요.....

잘못 사용된 오프라벨off label입니다. 있어서는 안되는 일입니다.

유명한 수영 선수가 맞았다는 테스토스테론도 근육강화 작용은 일종의 오프라벨입니다.

오프라벨은 장점도 있겠지만, 과학적 기준이 불명확하고 처방권자의 자의적인 판단에 의존하는 한계가 있습니다.

약사님들 포탈 사이트에 올라온 사연을 그대로 옮겨 봅니다.

여성 호르몬 겔 처방을 받은 여성분이 허리가 아프다고 하니 의사는 아무 설명도 없이 남성 호르몬 제제를 처방합니다. 약국에서도 아무 설명없이 약물을 투여 하기가 쉽지 않습니다. 이런 경우 충분한 설명을 처방전에 표시해야 합니다.

어떻게 표시 하느냐구요....처방전의 질명 분류 기호를 정확히 기입해야 합니다. 그리고 환자에게도 설명해야 합니다.

남성 호르몬과 연관이 있는 피나스테라이드나 두타스타를 여성 탈모에게 처방 시에도 이 약물에 대해 설명을 하고 환자 동의를 얻은 후 처방해야 합니다. 약국에서도 충분한 설명이 필요한 부분입니다.

아무리 의사의 처방권을 인정 한다 해도 말입니다.

의사의 처방도 중요합니다.

더 중요한 것은 약국의 의견입니다.

청와대에 들어간 실데니필(비아그라)이 off label로 고산병에 처방된 사실을 두고 갑론 을박합니다.

인간을 비롯한 모든 동물은 호흡을 하면 산소가 몸 속으로 들어오고 이산화 탄소가 빠져 나갑니다. 우리 몸에서 산소가 부족하면 위급상황이 됩니다. 초등학교에서 배운 상식입니다.

고산지대에 올라갈수록 산소의 양도 감소합니다. 따라서 고지대에서는 혈액속에 녹아 있는 산소의 농도는 해수면의 50%에 불과하다 합니다. 만약 에베레스트 베이스캠프의 고도가 5,500m이라면 산소 농도가 반 토막 난 공기를 마시는 것이 됩니다.

고산에 오르게 되면 제일 먼저 나타나는 현상이 무엇이겠습니까?

숨이 빨리 쉬어 지게 되는 것입니다.

이는 산소 농도가 낮기 때문에 호흡 횟수를 늘려서 필요한 산소를 확보하려 하는 본능적 행동입니다.

호흡 횟수를 늘리면 당연히 이산화 탄소가 빠져 나가는 양이 많아 집니다.

몸 속에 있는 이산화 탄소는 혈액의 산도酸度, pH를 일정하게 유지해주는 완충작용을 하는 중요한 물질입니다. 호흡 횟수의 증가는 다른 표현으로 한다면 이산화탄소 배출이 늘어 난다입니다. 이산화 탄소의 배출은 혈액 중에 산성 물질이 빠져 나가게 됨으로 혈액이 알카리증 상태로 되는데 이것을 호흡성 알칼리증이라고 합니다.

캠핑가서 모닥불 붙이려고 심하게 훅훅훅하고 바람을 불어 넣습니다.

몇 번 불어 되면 휘청하고 순간 어지러움을 느끼게 됩니다. 이런 현상도 알카리 호흡증입니다. 단 이런 경우는 바로 산과 염기의 평형이 이루워져 바로 정상이 됩니다.

이런 작용을 하는 효소가 탄산무수화효소carbonic anhydrase입니다.

탄산무수화효소Carbonic anhydrase는 이산화탄소 운반과 배출에 있어서 매우 중요한 역할을 하며 적혈구에 있고 신장에도 있고 여러 군데 존재합니다.

호흡성 알칼리증이 오면 신장에서는 알카리성 물질을 배출함으로 체액의 산성화를 불러오게 됩니다. 이러한 작용을 가지는 약물을 탄산무수화 효소carbonic anhdrase 억제제라고 합니다. 대표적 약물로 아세타졸아마이드acetazolamide(다이아막스)가 있는데 이 약물은 약한 이뇨제이며, 소변으로 알칼리가 많이 나가게 해 사람 몸이 산성으로 되게 합니다.

탄산무수화 효소 억제제는 이른바 혈액의 산도酸度와 관련돼 있는 고산高山병의 예방과 치료에 사용됩니다. 공기가 희박한 높은 곳에서는 숨을 가쁘게 몰아 쉬어 호흡성 알칼리증respiratory alkalosis이 생기게 됩니다. 탄산무수화 효소 억제제는 알칼리로 변한 몸을 산성으로 되돌려 줍니다.

아세타졸아마이드(다이아막스. 아세타졸)의 계속 복용으로 산성으로 되었다면 어찌 될까요?

사람 몸은 원래 상태로 되돌아 가려고 성질인 복원력이 있습니다. 만약 산성으로 되었다면 숨을 많이 쉬어 알칼리로 만들게 됩니다.

고산병은 해발 2500m 이상 여행자들에게 나타나는 증상으로, 급성 고산증Acute mountain sickness, AMS, 고소 뇌부종High altitude cerebral edema, HACE, 고소 폐부종High altitude pulmonary edema, HAPE 3가지 증상으로 나눕니다.

보통 AMS가 가장 흔하고 주된 증상들은 어지러운 불면증, 두통, 피로감, 짧은 호흡, 등의 증상이 있으며 예방을 위해 아세타졸아마이드(다이아막스)를 복용으로 고산에 적응 해가면서 산행을 계속하는 정도입니다. 물론 하산하면 바로 아니면 며칠후면 정상으로 돌아봅니다.

속칭 말하는 고산병이라는 것은 AMS를 말하고 있습니다.

sildenafil(비아그라)가 예방약으로 치료약으로 사용될 하등의 이유가 없습니다.

그래서 고산병 예방및 치료제로의 sildenafil(비아그라) 쓸모 없는 약물입니다.

그러나 고산증 증상에는 더욱 심한 고소 뇌부종High altitude cerebral edema, HACE, 고소 폐부종High altitude pulmonary edema, HAPE 증상이 있습니다.

이런 상황이면 무조건 하산해야 합니다. 생명이 위험합니다.

이런한 증상이 5,000m 이상 고지에서나 발생하며 AMS가 HACE나 HAPE로 될 확률은 아주 아주 아주 적다합니다. 만약 이러한 증상이 생기면 무조건 하산해야 합니다.

푸른 집 푸른 알약blue pill blue house으로 외신에서 더 유명해진 실데나필(비아그라)는 폐부종인 HAPE에는 사용이 가능하다고 합니다. 고산병에 실데나필(비아그라)사용한다는 논리가 시작되는 부분이라고 생각합니다.

남미여행을 간다며 고산병 예방약이라며 비아그라 처방을 내밉니다.

내가 모르는 지역이라 얼마나 높아요? 3~4,000미터? 어찌 할까요?

오프라벨에 대해서는 신중을 하여야 함은 물론 환자에게 의사나 약사가 충분한 설명으로 동의를 얻어야 한다는 시스템이 의무화 되어야 하다고 생각합니다.

오프 라벨 인 경우 처방전에 고산병 예방 목적으로 처방 함이라는 구절이 있어야 합니다.

위 처방전에서 꼭 필요한 것은 비아그라가 아닌 것은 확실합니다.

비아그라 복용은 불필요한 부분입니다.

잘못 되었다고 말 할 수 있습니다.

오프라벨은 처방자의 식견만으로 처방하는 것은 부당합니다.

약국의 의견도 경청해야 합니다.

불가분하게 비공인 되는 부분을 적용시키려면 처방전에 명확한 사유를 기입하는 것을 의무화 하는 것이 옳다는 생각을 가져 봅니다.

59
카이랄(Chiral)의약품

모든 유기 화합물은 좌선성과 우선성의 이성체가 존재합니다.
좌선성과 우선성 이 모두 합쳐저 있는 형태를 라세미체라 합니다.

분자식은 동일하나 입체구조가 다르기 때문에 물리화학적 성질을 달리 하는 물질이 2종 이상 존재하는 경우 이들 화합물을 이성체라고 합니다. 이런 설명을 하는데 사람의 손을 이용합니다. 사람의 손은 이성체를 설명하는 데 가장 쉬운 방법이기 때문입니다.

서로 거울에 비친 형태를 하고 있는 두 손의 경우, 두 손을 아무리 돌리고 방향을 바꾸고 하더라도 두 손은 서로 겹쳐지지 않습니다. 카이랄Chiral은 그리스어로 손手을 의미합니다.

뜸금없는 이야기 하나 합니다.

좌선성의 뜻은 왼쪽으로 도는 성질이라는 뜻입니다. 하수구에 물이

내려갈 때 우리나라를 비롯한 북반구는 시계 반대방향, 즉 왼쪽으로 돌지요. 그게 바로 좌선성인 것입니다.

반대로 오른쪽으로 돌면 우선성이라 합니다.

화합물이 하나 있습니다.

자연계의 주된 운동방식은 직선운동과 소용돌이 나선 운동입니다. 이 나선운동은 왼손 잡이성left-handedness 내지는 오른손 잡이성right-handedness으로 구분 짓습니다.

빛이 어떤 물체를 통과할 때 특정한 방향의 전기장만을 통과시켜서 나온 빛을 편광된 빛이라고 하는데 유기 화합물의 분자를 통과함에 따라 그 빛이 회전되는데, 그 방향에 따라 좌선성, 우선성이라고 합니다.

편광의 빛이 나오고 오른쪽 왼쪽이 나오고 좀 힘드시죠, 표현하는 저도 힘이 듭니다.

결론은 이러합니다.

모든 유기 화합물은 좌선성과 우선성의 이성체가 존재합니다.

좌선성과 우선성 이 모두 합쳐저 있는 형태를 라세미체라 합니다.

화합물은 각기 특성에 따라 약효가 우선성 이성체에 있는 경우도 있고 좌선성 이성체에만 있는 경우도 있습니다 좌선성 이성체에 있는 경우를 좌선성left=levo, 반대로 우선성right=dextro라고 부릅니다.

더 쉽게 이야기 하기 위해 예를 들어 보겠습니다.

암로디핀amlodipine이라는 화합물이 있습니다. 노바스크라는 유명한 혈압약입니다.

암로디핀amlodipine을 허가 취득 시에 좌선성left=levo과 우선성right=dextro이 혼재되어 있는 상태 즉 라세미racemi체로 승인을 받았습니다. 그런데 이 화합물은 좌선성에만 약효가 있고 우선성에는 약효가 없는 것으로 나타납니다. 기회가 찬스라고 약물하나 런칭해서 성공하기가 얼마나 어려운데 떡이 하나 굴러 들어 온 것입니다. 무슨떡 이냐고요?

암로디핀amlodipine 중의 좌선성 부분만 분리하여 신약으로 허가를 받아 시판을 하게 됩니다. 특허를 가지고 있는 글러벌 제약사 노바티스는 당연히 기분이 안좋지요. 소송을 합니다만 노바티스사의 패소로 새로운 화합물로 탄생하게 됩니다.

에스 암로디핀s-amlodipine이라는 일반명(성분명)을 탄생시킵니다.

amlodipine에 대한 s-amlodipine을 카이랄 의약품이라고 합니다.

amlodipine 1정 5mg과 s-amlodipine 1정 2.5mg은 동일합니다.

이해가 되신지요?

야구선수 선동열씨가 왼손으로 공을 던집니다. 왼손만 필요로 합니다. 왼손에 거액을 투자합니다. 오른손은 용도가 없습니다. 오른손은 계약할 필요가 없습니다. 좀 이상 합니다만...

Amlodipine에서 약효가 있는 좌선성만 제제로 만든 약물이 좋겠지요.

70년대 항정신병 약물로 허가 되었던 항도파민제 설프라이드(곰마틸)은 카이랄 의약품인 레보설프라이드levosulpiride로 재탄생되어 위장기능 항진제로 출시 되었습니다. 앞 단원에서 나왔던 부분입니다.

이성질체 1쌍은 성질 · 기능 · 효과에서도 서로 판이해서 한쪽은 약藥이 되거나 해가 없고, 나머지 한쪽은 독毒이 되거나 약효가 없기 십상입니다.

합성물질인 의약품의 경우 1쌍의 이 상반된 기능과 효과가 생사를 가르는 문제로 될 수 있으며, 대표적인 사례가 그 유명한 1960년대 탈리도마이드 재앙으로, 이성질체 쌍의 한쪽은 진정 최면제로 뛰어난 약효를 보인 반면 다른 한쪽은 유럽 · 캐나다 등지에서 수천 명의 기형아를 낳게 하는 끔찍한 부작용을 나타낸 역사에 남는 최악의 약화 사고 였습니다.

탈리도마이드 사건 후 인체에 해害가 없고 질병 치료 효과가 좋은 한쪽만을 선택적으로 합성하는 방법을 개발하는 것은 초미의 관심사 였습니다. 대칭구조를 가진 이성질체 의약품 중 실질적인 약효를 지닌 한쪽 만을 분리함으로써 부작용은 줄이고 효과는 배가倍加시킨 의약품이 카이랄 의약품chiral drug입니다.

카이랄 의약품Chiral drug은 이성체의 형성 종류에 따라 여러 형태로 불리어 집니다. (+)/(−), 우회전성(우선성)을 뜻하는 dextrorotatory와 좌회전성(좌선성)을 뜻하는 levorotatory로부터 각각 d−와 l−로 표기되기도 하고dextro, levo 오른쪽, 즉 시계 방향으로 감소할 경우 R(오른쪽을 뜻하는 라틴어 Rectus), 반시계 방향으로 감소할 경우 S(왼쪽을 뜻하는 라틴어Sinister로 구분짓게 됩니다.

해열제로 유명한 이부프로펜ibuprofen 중 실질적인 약효를 발휘하는 d-ibuprofen만 분리한 dexibuprofen(맥시부펜, 데코펜 등) 제품도 있습니다. 이는 독성이 있는 l-ibuprofen은 떼내고 약효가 있는 D체 만을 분리해 절반만 복용해도 이부프로펜ibuprofen과 동등한 효과를 나타낼 수 있는 장점이 있습니다.

이부프로펜ibuprofen 복용하면 부작용이 난다고 2층 원장님과 대화를 하였는데도 불구하고 덱시부프로펜dexibuprofen을 처방한 경우도 보았습니다.

지금까지 입체 화학에 대한 이해가 부족할 때 나왔던 카이랄 의약품은 라세미체 형태의 의약품으로 발매한 경우 암로디핀(노바스크)의 경우처럼 주도권이 박탈 당하는 사태?가 발생할 소지가 있습니다. 앞으로는 개발되는 신약은 순수한 형태의 카이랄 의약품으로 개발하는 것이 세계적인 트랜드가 될 것으로 예측할 수 있습니다. 출발부터 카이랄 의약품으로 하겠다는 생각이 들기 마련입니다. 실제로 현재 판매 실적으로 상위권에 들어가는 의약품들은 대부분이 카이릴 의약품입니다.

자연계에 존재하는 물질은 대개 광학 이성질체의 왼쪽 · 오른쪽 중에 어느 한쪽에 치우친 형태를 가지고 있습니다. 토코페롤[Tocopherol] 중에 천연에 존재하는 물질은 D-α-tocopherol이며, 합성물은 DL-α-tocopherol로 천연물은 합성물보다 1.4배 강하다고 하며 D-α-tocopherol이 고가 약품입니다. 상대적으로 값이 저렴한 토코페롤[Tocopherol]은 DL-α-tocopherol입니다.

60
구강 붕해정(orally disintegrating tablets)

구강 붕해정이 개발되면서 어린이나 특히 치매 노인들도 쉽게 복용할 수 있어 복약 편의성과 순응도를 높일 수 있게 되었습니다.

Wafers 웨이퍼? 처음 들어본 단어 인가요?

대한민국 국민이면 이 단어를 모르는 사람은 아마 없을 것입니다.

Wafers는 바로 웨하스입니다. 해태 웨하스라고 입에서 살살 녹는 웨하스입니다. 웨이퍼스가 일본식 발음으로 웨하스로 사용된 후 웨하스라는 국적 없는 과자 이름이 되어 버렸습니다. 과자 이름처럼 쓰지 않고 입안에서 저절로 녹아드는 과자처럼 먹는 약이라고 할까요? 외자회사 로슈의 한 약품인데 구강 붕해정으로 제조된 약품중에 Klonopin Wafers가 있습니다. 구강 붕해정이란 이런 모습입니다.

구강 붕해정orally disintegrating tablets은 물 없이도 입 속의 타액으로 빠르게 용해되는 제형으로 정제를 삼키기 힘든 고령자나 수분 섭취에 제한을 받는 환자 등의 이용율을 높이며 구강에서 흡수되는 것은 아니고 구강에서 녹아 위장 점막으로 흡수되게 되어 있는 제형입니다.

최근에는 제약 회사 사이에서 개발 경쟁이 한창인 제제입니다.

구강 붕해정제 제법으로 만든 약물은 구강 내에서 3초 이내에 금방 붕해되기 때문에 물 없이도 복용이 가능합니다.

이 경우 물로 복용 해도 상관 없습니다.

구강 붕해정이 개발되면서 어린이나 특히 치매 노인들도 쉽게 복용할 수 있어 복약 편의성과 순응도를 높일 수 있게 되었습니다.

구강 붕해정은 구강에서 신속히 붕해되어 어린이나 노인들처럼 알약이나 캡슐을 삼키기 곤란한 환자의 경우에 복용이 편리하며 물이 없어도 침만으로 쉽게 녹기 때문에 물을 구하기 힘든 여행자나 업무에 바쁜 환자, 수분 섭취를 제한 받는 환자, 치매 등의 정신 질환자처럼 약 복용에 어려움이 있는 환자의 경우에도 간편하게 복용 가능합니다. 또한 구강 내에서 신속하게 붕해되기 때문에 일반 정제보다 붕해에 소요되는 시간이 줄어 작용 발현 시간을 빠르게 할 수 있습니다.

복약지도 사항으로는 알약을 입에 넣은 후 씹거나 바로 삼키지 말고, 약이 침에 의해 녹은 다음에 삼키 십시요. 필요하시면 물과 함께 복용하셔도 되고, 물 없이 약만 입안에서 녹여 드셔도 됩니다. 드시기 바로 직전에 PTP에서 약을 까서 드세요. 이때 손에 물기가 있으면 약이 녹으므로 깨끗이 닦은 후 약을 만지셔야 합니다.

61
수면제 졸피뎀(zolpidem)

60년대 라디오 프로그램중 유명한 밤을 잊은 그대에게 에서는 세레피아 세레피아.... 라고 연호하는 광고 문귀도 있었습니다. 향 정신성 약물을 대중 광고 하던 시절도 있었습니다.

수면제의 역사는 꽤 오래 됐습니다.

19세기에 수술하기 전 환자에게 투여 하였던 마취제가 수면제 뿌리입니다.

제일 처음 등장한 수면제는 바르비탈로 알려진 약물입니다.

마취 작용도 있고 수면 작용이 강합니다.

수면 작용이 강하다는 것은 8시간 내지 12시간 수면작용이 나타나는 것을 말합니다. 족히 한 나절은 잠속에 있게 된다는 것입니다. 바람직하지 않습니다.

습관성도 강하고 금단증상禁斷症狀도 있던 약물로 지금은 사용되지 않고 있습니다.

페노바르비탈계통 수면제는 세코날Seconal인데 50, 60년대 드라마에서 자살용으로 아주 유명한 수면제 이름이었습니다.

그리고 아무 말도 하지 않았다 저자 전혜린이라는 수필가는 31세의 나이로 자살을 택하였는데 공식 사인은 수면제 과다 복용이었으며 세코날 이였다고 합니다. 전혜린이 세코날 마흔 알을 흰 것으로 구해 좋아 죽을 지경이라고 말한 것을 들었다는 친지의 글도 있었습니다. 당시 천재 전혜린의 자살은 사회적으로 큰 이슈가 되었고 세코날도 더불어 유명한 약 이름이 되었구요...

세코날 수면제 시대를 건너 1960년대 벤조디아제핀 계열 수면제가 등장하면서 대중화?의 길을 걷게 됩니다. 벤조디아제핀계 약물은 향정신성 의약품의 하나로 이에 속하는 대표적인 약물로는 세레피아, 바리움, 아티반 등이 있습니다.

60년대 라디오 프로그램중 유명한 밤을 잊은 그대에게 에서는 세레피아 세레피아.... 라고 연호하는 광고 문귀도 있었습니다. 향 정신성 약물을 대중 광고 하던 시절도 있었습니다.

벤조디아제핀 계통 수면제 약물로는 달마돔이란 유명한 이름도 있었으며 지금 사용 중인 트리아졸람Triazolam(할시온)이 있습니다. 그러나 전반적으로 현재는 벤조디아제핀 계열 수면제는 사양길에 있습니다.

벤조디아제핀계 수면제는 내성, 의존성, 불안 금단 증상, 낮 동안의 업무 수행능력의 부적합등 많은 부작용이 생길 수 있습니다. 그래서 대안으로 개발된 것이 비非벤조디아제펜 계열 수면제입니다. 새로운 계열의 수면제의 대표 주자는 프랑스 사노피가 개발한 졸피뎀zolpidem(스틸녹스)입니다.

현재 처방되고 있는 수면제는 졸피뎀zolpidem으로 특허 기간도 종료되어 많은 졸피뎀zolpidem 제네릭은 수면제 시장에서 많은 점유율을 보이고 있습니다.

졸피뎀(스틸녹스)는 비非 벤조디아제핀 계열 수면제 1호로, 1993년에 첫 선을 보였습니다. 국내에선 1999년부터 판매되기 시작했습니다. 시판되면서 바로 이 약물은 전 세계적인 블록 버스터가 됐습니다. Still 조용한 nox 밤의 여신 조용한 밤의 여신 수면제 이름으로는 딱 입니다.

과거의 수면제들은 약효의 지속시간이 너무 짧거나 너무 긴 것이 문제였습니다.

너무 짧으면 금세 깨게 되고 너무 길면 낮에 몽롱해지지요.

수면제 졸피뎀(스틸녹스)의 부작용으로 몽유 증상이 자주 나타 납니다.

수면이란 원래 뇌의 휴식을 의미합니다. 수면제란 뇌의 활동을 강제로 억제해 잠들게 하는 약입니다. 뇌의 활동을 강제로 억제하려는 작용과 뇌가 스스로 깨어나려는 작용과 작용과 충돌을 일으키게 됩니다.

이 과정에서 나타나는 증상이 몽유夢遊증상입니다.

뇌와 수면제와의 줄다리기에서 타협이 이루어져 뇌에서 에너지를 많이 쓰는 사고나 기억, 판단의 영역은 계속 수면을 취하고 비교적 깨기 쉬운 나머지 영역만 활동을 시작하는 것입니다. 그래서 잠에서 깬 뒤에는 잠든 사이에 있었던 일을 전혀 기억하지 못할 수밖에 없습니다.

과거 세코날 같은 수면제의 경우, 긴 약효 시간과 강력한 수면효과 때문에 몽유 증상의 발생 가능성이 극히 낮았지만, 졸피뎀(스틸녹스)은 지속시간이 짧고 수면력이 약해 몽유 증상이 잘 나타납니다.

졸피뎀(스틸녹스) 복용으로 인해 수백 건의 자동차 사고를 발생시키는 등의 다음날 활동에 위험을 초래할 수 있다는 안전성 검토에 따라 1회 복용량을 10mg에서 5mg으로 줄이라고 전했으며 서방형 제품들도 복용량을 반으로 줄이라고 미 FDA도 그리고 식약처도 13년 1월 안정성 서한을 발표 하였습니다.

졸피뎀(스틸녹스)는 단지 잠이 드는 시간 만을 단축시킬 뿐 다른 잇점이 없다고 하는 보고도 있습니다.

62
임신 진단 시약

임신진단을 가장 정확한 결과를 얻기 위해서는 HCG 농도가 가장 높은 아침 첫 소변을 사용하는 것이 좋습니다.
만약 아침 검사가 안 되는 상황이면 4~6시간 동안 물이나 음료를 먹지 않고 검사하는 것이 좋습니다. 음주는 HCG 농도를 떨어뜨리므로 음주 다음날 검사는 피하는 것이 좋습니다. 검사하는 날 아침이라도 소변 전에 물을 세 컵 이상 마셨다면 검사 결과에 영향을 미칠 수 있습니다.

사람은 태어나는 순간부터 무수히 많은 종류의 여러 인자因子가 우리 몸을 공격합니다.

세균도 있고 알레르기를 일으키는 물질도, 바이러스도 우리 몸을 공격합니다.

우리들은 이러한 물질을 항원antigen이라 합니다.

항원에 대응하는 우리 몸은 항체라는 물질을 만들어서 우리 몸을 스스로 보호합니다.

여러 항원 종류에 대응하는 각각의 항체가 생기게 됩니다.

이러한 과정을 면역이라고 합니다.

항원을 꼼짝 못하게 하여 병이 치료 된 후 혈액 중에는 미량 이나마 모든 종류의 항체가 존재하게 됩니다. 야생 동물에 물려 광견병에 걸린 사람의 치료 방법으로 과거에 한번이라도 야생 동물에 물려 치료된 경험이 있는 사람의 혈액을 뽑아 사용 하면 광견병이 치료될 수 있다는 생각도 한바 있습니다.

이렇듯 항원을 꼼짝 못하게 하는 항체를 이용해서 훗날에 치료약으로 사용할 수만 있다면 좋으련만 사람의 혈액에서 피를 뽑아 약을 만든다는 것은 있을 수 없는 이야기입니다.

설사 가능하더라도 양적인 면에서 불가능할 것입니다.

그렇다고 무슨 SF 영화에서처럼 항체 획득을 목적으로 누군가의 몸에 몰래 필요한 항원을 주입한다는 것은 안될 말이지요. 이런 경우 쥐mouse, 토끼 같은 동물을 이용합니다.

이러한 의약품을 항체 의약품이라 합니다.

최초로 상품화한 항체 의약품은 임신진단 시약입니다.

우리나라에서는 80년대에 약국 가에 처음 등장하게 됩니다.

임신의 유무를 바로 알 수 있다는 사실은 당시에는 큰 이슈였습니다.

임신 진단 시약은 난자와 정자가 수정 후 약 7일 전후에 소변으로 나오는 HCG라는 호르몬의 유무를 측정해서 임신을 판단하는 방법입니다.

HCGhuman chorionic gonadotropin(융모성 성선자극 호르몬)란 태반 단백 호

르몬의 일종으로 임신을 유지시킬 수 있도록 도와주는 역할을 하는 호르몬입니다.

태아는 매우 일찍부터 HCG를 만들어 내는데, 임신 초기에는 HCG의 농도가 계속 증가했다가 임신 10주쯤에 정점에 달하고, 이후 약간씩 감소하기는 하지만 임신 후반부까지 지속적으로 분비되어 임신을 유지시켜주는 호르몬입니다.

HCG 호르몬은 수정 후 착상이 되고 부터 나오는 것으로, 수정 후 6일이 되어야 착상이 되기 때문에 임신 테스터기는 이론적으로 최소한 관계 후 1주일이 지나고서 사용해야 임신 여부를 알 수 있습니다. 처음에는 그 양이 적어서 임신 테스터기로 확실히 알고자 할 때는 대개 관계 2~3 주 후부터가 가능합니다.

진단 시약이 임신 여부를 판명해 주는 임신 테스트 원리는 HCG가 항체와 결합하는 항원 항체반응을 이용하는 것입니다.

우리 몸에는 면역계가 있어서 외부 물질이 몸 안으로 유입되면 이를 무력화시킬 수 있는 물질이 만들어지며, 이 때 외부에서 들어오는 물질을 항원antigen, 항원을 무력화시키기 위해 만들어진 물질을 항체antibody라고 합니다.

먼저 임산부의 소변에서 HCG를 추출해서 이것을 동물에 주입합니다.

동물로는 주로 토끼를 많이 쓰는데, 토끼에게 사람의 HCG를 주입하면 토끼 몸의 면역체가 HCG를 항원으로 인식하고 이에 맞는 항체를 만들어내게 됩니다.

토끼가 항체를 만들 때까지 좀 기다렸다가 토끼의 혈액에서 HCG 항체를 추출해낸 후 HCG 뒤에 색깔을 나타내는 색소 단백질을 달아서 막대기에 묻혀 놓은 것이 바로 임신 진단 시약입니다.

임신 진단시약을 살펴보면 선이 생기는 검사창檢査窓이 두 개가 있습니다.

색이 한 줄만 나오면 비 임신이고 두 줄이 모두 나와야 임신이라고 쓰여 있지요.

우리가 검사하는 것은 HCG 한 가지 뿐인데, 검사창이 2개가 있는 것은 검사 외에 항체가 제대로 작동하는지 알려주는 대조對照군이 있기 때문입니다. 만약 진단 시약이 HCG 하나만을 검출하게 만들어졌다면, 검사창에 아무 것도 뜨지 않는 경우 임신이 아니어서 그럴 수도 있지만, 유통 과정에서 항체는 단백질의 일종이기 때문에 변질되어 검사가 제대로 진행되지 않을 수도 있기 때문에 대조군 검사 창이 따로 있는 것입니다.

대조군 검사창에 색이 나타나면 이 진단 시약은 변질되지 않은 제품이라는 것을 증명하고 있는 거지요. 따라서 만약 HCG가 검출되지 않은 것처럼 나온다 하더라도 대조군 검사창도 깨끗하다면 이건 임신이 안 돼서가 아니라, 진단시약 자체가 불량이라는 증거니까 다른 임신 진단 시약으로 다시 검사를 해봐야 하겠지요.

검사에서는 임신 이었지만 병원에서의 최종 진단은 비 임신으로 판정되는 경우도 빈번하게 발생합니다. 임신 진단은 HCG 검사로 가능하지만 거꾸로 HCG 호르몬의 존재가 꼭 정상 임신만을 의미 한다고 말할 수는 없기 때문입니다. 즉 임신이 아닌 경우에서도 HCG가 나타날 수 있기 때문에 진단시약으로 임신을 확인한 여성이 산부인과의 정밀 검사에서 임신이 아닌 것으로 최종 판정되는 경우도 있습니다.

자연 유산 시에도 미량의 HCG가 존재할 수 있기 때문에 민감도가 높은 임신 진단시약를 사용할 경우 임신 양성으로 판정될 수 있습니다.

자연 유산과는 달리 임신이 확인된 이후에도 약 25%가 조기 유산되는데 이 경우 유산이 된 이후에도 약 3주까지 혈액이나 소변에서 HCG가 검출될 수 있습니다. 조기에 진단되지 못할 경우 환자의 생명을 위협하게 되는 응급 질환인 자궁외 임신도 HCG 검사에서 보통 임신으로 판정되는 대표적인 비정상 임신입니다.

이상과 같이 여러 상황이 전개됩니다.

임신 진단 결과에 따라 전문가의 진료가 꼭 필요합니다.

임신진단을 가장 정확한 결과를 얻기 위해서는 HCG 농도가 가장 높은 아침 첫 소변을 사용하는 것이 좋습니다.

만약 아침 검사가 안 되는 상황이면 4~6시간 동안 물이나 음료를 먹지 않고 검사하는 것이 좋습니다. 음주는 HCG 농도를 떨어뜨리므로 음주 다음날 검사는 피하는 것이 좋습니다. 검사하는 날 아침이라도 소변 전에 물을 세 컵 이상 마셨다면 검사 결과에 영향을 미칠 수 있습니다. 약한 양성 결과가 나타났을 때에는 48시간 후에 아침 첫 소변으로 다시 검사해 보아야 합니다. HCG 농도에 따라 결과가 달라질 수 있기 때문입니다. 이때 같은 회사 제품보다는 다른 회사 제품을 쓰는 것이 좋습니다.

63
1차 해독을 담당하는 효소 Cytochrome P450

독성 물질은 대개는 지용성입니다. 이러한 지용성 물질을 수용성으로 바꾸워 주는 것이 1차 해독입니다. 지용성 물질을 수용성 물질로 바뀔때 대개는 화합물에다 (-OH)를 붙이게 됩니다. 하이드록실화 한다고 말합니다. 지용성 물질이 하이드록실화 되면 어떻게 되겠습니까? 물에 잘 녹게 됩니다. 수용성이 됩니다, 독성 물질이 수용성으로 변하여 쉽게 소변을 통하여 제거 됩니다.

시토크롬 P450cytochrom P450은 우리 몸이 섭취한 물질중 독성인 부분을 해독解毒시키기 위해 산소를 이용한 효소 중의 하나입니다.

간肝의 대표적 기능은 해독 작용입니다.

우리가 섭취한 화학 물질류의 약품은 물론 초코렛 같은 식품도 마찬가지로 모든 물질은 간에서 해독하는 대사가 이루워집니다.

가령 초코릿을 복용 하였을때 초코릿의 독성 물질과 유효한 물질의 분리가 이루워집니다. 약물도 마찬가지로 분리가 이루워 집니다. 독성이 있는 부분은 빠른 시간 내에 몸 밖으로 배출시켜야 합니다.

독성 물질은 대개는 지용성입니다. 이러한 지용성 물질을 수용성으로 바꾸워 주는 것이 1차 해독입니다. 지용성 물질을 수용성 물질로 바꿀때 대개는 화합물에다(-OH)를 붙이게 됩니다. 하이드록실화 한다고 말합니다. 지용성 물질이 하이드록실화 되면 어떻게 되겠습니까? 물에 잘 녹게 됩니다. 수용성이 됩니다, 독성 물질이 수용성으로 변하여 쉽게 소변을 통하여 제거됩니다.

소변으로 배출이 불가능한 경우에는 화학적으로 더 큰 활성을 가진 중간 물질로 변화시켜 다음 단계에서 간의 해독 작용을 통하여 독성을 처리하는 해독 기능을 가집니다.

간의 해독 작용은 이異 물질이 몸에서 빠져나가려면 지용성 분자를 수용성으로 바꿔 신장을 통해 배설되는 해독 1단계와 포합 반응conjugation을 통해 담도나 신장을 통해 배설되는 해독 2단계를 거치게 됩니다. 그러나 대부분의 약물은 1단계 해독 반응 만으로는 지용성 부분이 남아있기 때문에 신장으로 배설되지 못하고 2단계 해독 반응을 거쳐야만 됩니다.

해독 1단계 반응을 관장하는 효소가 시토크롬cytochrome P450입니다.

시토크롬cytochrome의 Cyto는 세포라는 뜻입니다. Chrome을 color입니다. P는 pigment 색소色素입니다.

시토크롬cytochrome의 의미보다는 모노옥시게나제monooxygenase라는 말이 더 어울리는 효소입니다. 모노 옥시 즉 산소 1개 이죠. -OH화 시킬 때 산소 하나를 붙이는 효소 이기 때문입니다.

이상과 같은 1단계 해독解毒 작용에 주도적으로 관여하는 효소가

cytochrome P450입니다. Cytochrome P450은 약 50~100여개의 효소들로 이루어져 있습니다. 각각의 효소들은 특정한 화학 물질에 대해서 잘 작용 하도록 되어 있습니다.

Cytochrome P450이 관여하는 해독 1단계의 중요한 문제점은 독성물질이 대사될 때 마다 활성 산소가 발생 한다는 것입니다. 각 독소 분자들이 해독 1단계인 산화적 대사 관련 효소인 cytochrome P450에 의해 대사될 때 활성 산소한 분자가 발생하기 때문입니다. 활성산소oxygen free radical에 대한 방어 기전이 작동되지 않는다면, 간이 독소를 중화시킬 때 마다 생산된 활성 산소에 의해 세포는 손상을 입게 됩니다.

이것이 항산화제가 절대적으로 필요한 이유입니다.

약국에서 복용을 권하는 항산화제가 우리 몸에 꼭 필요한 이유이기도 합니다.

Cytochrome P450은 CYP로 줄여서 표기합니다.

CYP라는 접두어에 아라비아 숫자, 영문자 대문자, 다시 아라비아 숫자를 덧붙여서 각각 family, subfamily, isoenzyme을 나타냅니다. 예로 CYP3A4는 family 3, subfamily A, isoenzyme 4를 가리킵니다.

인간에서는 최소 14개의 family가 발견되는데, 1~3번이 약물의 상호작용에 관여하는 중요한 효소입니다. 특히 1A2, 2C9, 19, 2D6, 3A3/4/5 등이 약물 상호작용에 있어 매우 중요한 역할을 합니다.

약물 상호 작용이라는 말이 생소 하시지요?

약물과 다른 약물 혹은 약물과 식품 등을 함께 복용 하였을 경우 몸안에서 약물과 다른 약물 혹은 식품 간에 서로 간 경쟁적인 작용이 일어나서 약물의 흡수나 배설이 제대로 일어나지 못한 게 되는 작용을 말합니다. 반대로 같이 복용 하였을 경우 상호간의 더 좋은 결과를 가져오는 경우도 있습니다.

2가지 약물 병용 투여 조합으로 인해 치명적인 결과가 나올 수도 있습니다.

이러한 조합을 병용투여 금기 조합입니다.

병용 투여 금기 조합에도 등급이 있을 수 있습니다.

절대적 병용투여 금기 조합이랄까?

예를 들어 보겠습니다.

분업 시행되고 얼마 지난 2003년에는 산부인과 질환으로 병원을 찾은 환자가 동시에 복용하면 안 되는 즉 절대적 병용투여 금기 약물 조합인 테르페나딘과 케토코나졸이라는 약물을 함께 처방 받았다가 숨졌습니다. 이런 경우 절대적 병용 금기입니다.

이러한 절대적 병용 금기는 처방과 조제 시에 DUR[Drug Utilization Review] 이라는 시스템에 의해 걸려지고 있습니다. DUR이라는 시스템은 함께 복용하면 안되는 약물, 유,소아나 임신부가 복용하면 안되는 약물등의 의약품 정보를 실시간으로 제공해 부적절한 약물 사용을 사전에 점검 예방하는 서비스입니다. DUR 시스템이 있지만 의사나 약사 모두 세심한 주의가 필요한 부분입니다.

절대적 병용 금기의 약물 조합 보다는 큰 위해는 없지만 좋다고 말할 수는 없는 병용 금기 조합도 있습니다. 이런 경우의 약물 조합은 의사의 판단에 의해 득보다는 실이 적은 경우 처방이 가능합니다. 의사의 주관적 판단이 우선하는 경우입니다. 교과서적 판단을 우선으로 할 수밖에 없는 약국의 입장과 상반되는 경우가 많이 있습니다. 약국의 입장에서는 2층 원장님들이 약국의 교과서적 의견을 받아드려 처방권자로 위치에서 조금만 시야를 넓히면 아무런 상황도 발생하지 않는 최상의 약물의 조합이 될 수 있는데 하는 안타까움이 있습니다.

Cytochrome P450이라고 논문에서 처음으로 부르게 된 시점은 1962년 경입니다.

Cytochrome P450이라는 효소가 실제적으로 약물간의 상호 작용의 핵심으로 이용되기까지는 많은 시간이 지나야 함은 당연한 일입니다. 80년대 후반 경에 겨우 어린이 걸음마를 하게 됩니다.

의약분업 시작을 기점으로 그래도 모양세가 갖추어 집니다.

테르페나딘과 케토코나졸의 약물 조합의 불행한 사건도 Cytochrome P450를 알기에 시간적으로 부족함이 있는 시점이였습니다.

아무리 빨리 잡아도 1980년대 이전 입학한 의사 · 약사님들의 교과과정에는 CYP라는 의미는 커녕 어디에도 언급된 적이 없으므로 알지 못하였던 분야입니다. 지금의 약물학에서는 아주 중요하게 취급되는 분야입니다.

Cytochrom P450 효소에는 특정 효소군에 대사가 잘 이루어지는 약물을 기질substrate이라 합니다. 예를 들어 cytochrom P450 효소중의 CYP3A4에 기질substrate이라 함은 CYP3A4에 의해 대사가 이루어 진다라는 뜻입니다.

반대로 CYP P450을 억제하는enzyme inhibitors 약물도 있습니다.

만약에 CYP P450을 억제하는enzyme inhibitors 약물과 기질substratre이 되는 약물을 병용 투여하면 효소의 활동을 억제 됨으로 결과적으로 그 효소의 기질substrate이 되는 약물의 혈중 농도를 증가시키게 됩니다.

약물 A, B 2종류가 있습니다.

약물을 분해하는 효소가 똑같은 역가로 2개의 약물에 작용하면 아무 문제가 없습니다.

그런데 일정한 양의 CYP 효소가 약물 A에 1/4 작용하게 되면 나머지 3/4은 약물 B에 작용하게 됩니다. 약물 B는 많이 대사되어 약물 B의 농도가 자연히 높아지게 됩니다. 높아진 약물의 농도로 부작용을 나타 낼 수 있습니다.

실제적인 예입니다.

CYP3A4 억제제인 무좀약 이트라코나졸(스포라녹스)과 CYP3A4 기질인 심바스타틴(조코)와 병용하게 되면 이런 약물의 정상적인 대사가 이트라코나졸(스포라녹스)에 의해서 억제되어 같이 복용한 심바스타틴(조코)의 혈중 농도가 높아져 부작용을 유발할 수가 있습니다.

이 두 약물은 절대적 병용 금기입니다.

반대로 그런데 일정한 양의 CYP 효소가 약물 A에 3/4 작용하게 되면 나머지 1/4은 약물 B에 작용하게 됩니다. CYP 효소가 약물 A에 3/4 작용하게 되는 경우를 CYP P450을 유도enzyme inducer하는 약물이라고 합니다. 이러한 경우에 약물 B는 적게 대사되어 약물 B의 농도가 자연히 낮아지게 됩니다. 낮아진 약물의 농도는 혈중 농도 감소로 이어져 치료효과를 기대하기 어렵습니다.

CYP P450을 유도enzyme inducer하는 약물과 기질이 되는 약물을 병용투여하면 기질이 되는 약물의 혈중 농도가 감소하게 됩니다. CYP P450 효소를 유도할 경우에 약물은 그 효소의 생산을 증가 시키게 됩니다. 그 결과 이 효소에 의하여 대사되는 다른 약물의 대사 속도가 증가되게 되며, 그 약물의 농도가 감소되게 됩니다.

이렇듯 약물의 대사와 관련되는 약물 상호작용은 대부분 효소 억제enzyme inhibition나 효소 유도enzyme induction 과정을 통해 일어 납니다.

Cytochrome P450효소의 활성은 개인들 간에 매우 다양한 편차를 보입니다.

뿐만 아니라 흑인 백인 동양인등 인종 간에도 다양한 편차를 보이고 있습니다.

카페인caffeine을 대사시키는 CYP는 개인에 따라 카페인을 빠르게 대사시키는 사람이 있고, 반면에 느리게 대사시키는 사람이 있습니다.

커피 한 잔에 온밤을 하얗게 지세는 사람도 있는 반면, 한 사발을 마셔도 잠만 잘 자는 사람이 있는 것을 흔하게 볼 수 있습니다.

개인적인 편차 뿐만 아니라 인종 간 민족 간에 편차를 보이는 대표적인 효소도 있습니다.

부정맥등 심장 질환에 혈전 생성을 막게 해주는 꼭 필요한 약물인 클로피도그렐clopidogrel(플라빅스)를 대사하는 효소입니다.

이 효소의 경우는 백인과 흑인의 약 5%, 아시아 인의 약 20%가 이 효소에 의해 약물을 대사 시키지 못합니다. 이 말은 클로피도그렐clopidogrel(플라빅스)를 처방하여 투여 하여도 아시아 인의 약 20%가 이 효소에 의해 약물을 대사 시키지 못한다는 것입니다.

20%는 통계적으로 볼 때 효과가 없다는 겁니다.

인종간 그리고 개인 간의 차이를 고려한 의약품 투약을 통해 약물 부작용 또는 약물 이상 반응을 감소시키고 개개인의 대한 맞춤 약물을 통하여 환자들에게 새로운 치료 옵션을 제공하고자 하는 시도가 앞으로는 계속될 것입니다.

64
조제한 약과 한약(韓藥) 같이 먹어도 되나요

한의원에 가서 이 한약 약국에서 조제한 약과 같이 복용해도 되는지요.
답은 매 한가지입니다. 괜찮습니다....무엇을 아시고 하시는지.....
그래도 양약과 한약의 겹치는 부분의 교육을 받는 직종이 있다면 약사입니다.

약국에서 제일 많이 듣는 질문 중 하나가 조제한 약과 한약을 같이 먹어도 되나요? 하는 질문입니다.

알파고도 쉽게 답을 못하는 질문입니다.

더욱 더 심한 것은 나 바쁘니까 ○, ×로 빨리 답을 해라는 표정으로 다그칩니다.

그렇게 질문하면 답을 할 수 없습니다. 라는 말이 떨어지기 무섭게

병원에서는 같이 먹어도 괜찮데요 ... 뭐 그런 것도 모르냐? 그런 표정으로 휙 나갑니다.

의사가 알 수 있을까요? 의사가 향부자 신이 천궁 당귀 이런거 아실까?

모르는데 통박 재보니 한약이랑 같이 먹어도 괜찮겠지 하는 생각으로 괜찮다는 건 아닌지 참 여기서 괜찮다는 것은 경험상 느끼는 건데 위험한 상황이 발생하지 않는 것입니다.

2층 원장님의 괜찮다는 말은 119가 출동하는 위급한 상황은 안생기니 괜찮다는 것입니다. 표면적으로도 당장은 아무런 상황도 전개하지 않는다는 뜻이더라구요.

약물의 원리상 당장은 아니더라도 건강 생활에 도움이 되지않는 사실은 약국에서는 문제가 있는 것으로 판단합니다. 그래서 간혹 1층 약국과 2층 의원이 충돌 하기도 합니다.

환자의 생각은 다릅니다. 엄청 아는게 많은 의사분인지라 의사의 말은 곧 법?그래서 좋은 정보 얻고 간다고 생각하고 약국으로 들어 왔는데 여기 약국에서는 아리송 다리송 한 말만 반복하니 돌팔이라고 평가하는 것이지요?

반대의 경우도 있습니다.

한의원에 가서 이 한약 약국에서 조제한 약과 같이 복용해도 되는지요.

답은 매 한가지입니다. 괜찮습니다....무엇을 아시고 하시는지.....

그래도 양약과 한약의 겹치는 부분의 교육을 받는 직종이 있다면 약사입니다.

설사 아무리 수준 높은 한약의 지식이 있다손 치더라도 한약 속의 처방 내용을 모르는데 무슨 대답할 말이 없습니다. 아무 일 없겠지 하고 있는 수밖에 없습니다.

아직 한방 약물은 한의원등 어디서든 처방 내역을 공개하지 않고 있습니다. 처방 공개가 안된 상황에서 한약과 같이 먹어도 된다 안된다 말하는 것 자체가 문제가 있는 것입니다.

마황이니 길경이니 하는 한방 약재들도 Cytochrome P450 효소들과 연관이 있습니다.

다만 한방 약재들은 동양 3국 정도에서만 사용되고 세계적으로 많이 사용하지 않는 약물이여서 Cytochrome P450 와의 연구가 미약합니다.

국내에서도 많은 논문이 발표되고 있는 것으로 알고 있습니다.

한방 약재는 아니지만 식물성인 자몽 쥬스는 Cytochrome P450 효소와 연관성이 많이 알려져 있습니다.

Grape fruit juice는 포도 쥬스가 아니고 자몽 주스입니다. 자몽의 열린 모습이 포도송이처럼 보인다고 하여 붙여진 이름입니다. 지금은 많이 알려져 있지만 과거에는 생소한 이름의 과일 이였습니다. 이렇게 우리나라 사람들에게는 한때는 생소한 자몽 주스인데 혈압약과 같이 복용하지 말라고 적혀 있습니다. 대표적으로 국민 혈압약으로 알려진 노바스크와 자몽쥬스와는 같이 복용하면 안된다는 것입니다.

자몽 쥬스는 CYP3A4를 억제하는 효소입니다. 따라서 CYP3A4를 통해 대사되는 약물의 혈중농도를 높이는 것으로 알려져 왔습니다.

자몽 주스에 furanocoumarin이 함유되어 있기 때문인 것으로 알려져 있습니다.

푸라노쿠마린furanocoumarin은 쿠마린coumarin에 푸란furan환이 결합되어 있는 형태입니다. 쿠마린Coumarin은 천연물질로 800여종의 식물계에 널리 분포하고 있습니다.

쿠마린Coumarin 유도체가 많이 함유되어 있는 식물로는 미나리과, 운향과, 뽕나무과, 콩과 등 식물에 많이 함유되어 있습니다.

30% 해당하는 한약이 간의 약물대사 효소계에 영향을 줄 수 있다는 보고도 있습니다.

특히 당귀當歸 백지白芷 등 식물에 널리 함유된 쿠마린coumarin계 화합물이 약물 대사효소의 억제 작용이 있다고 알려지고 있습니다. 생소한 자몽주스 보다는 당귀 백지등의 한방 제제가 우리 주위에 훨씬 가까이 있지 않습니까?

한약의 처방 내용을 공개하고 한약과 처방전 약물과의 상호 작용도 필요한 시점입니다.

약사는 한약과 약물의 상호 작용의 판별에 가장 가까이 있습니다.

65
유효기간 경과의약품

오염이나 부패되지 않고서는 어떤 약물부터 유효기한이 경과된 후 미지(未知)의 독성물질이 생성되어 사망의 원인이 되는 약물은 아직은 없습니다.

우유 등 식품에 표시된 날짜는 유통 기한입니다.

반면에 의약품에 표시된 날짜는 사용 기한과 유효 기한 2가지입니다.

식약청의 의약품 표시지침에 의하면 생물학적 제제, 항생물질 및 그 제제는 유효기간, 그 외 의약품은 사용 기한이라는 용어를 씁니다.

사용 기한, 유효 기한은 모두 의약품의 유효 성분이 설명서에 표시된 그대로의 효능을 낼 수 있는 최소한의 기간을 뜻합니다.

의약품에 유효 기한을 표시하는 이유는 적어도 유효 기간 내에는 약효나 품질 등이 변질하지 않는 다는 것을 제조 업체가 보장한다는 의미입니다.

그렇다고 유효기한이 지난 약품은 품질에 반드시 변화가 있다는 것을 의미하는 것은 아닙니다. 유효기한이 지났다 하여 그날부터 변질되었거나 효과가 없어진다는 의미하는 것도 아닙니다.

다만 유효 기한이 지나면 그 약은 효능을 100% 갖지 못하고 90%, 80%…… 등으로 충분한 역가가 발휘되지 못하므로 이에 발생되는 치료율의 저하를 가져오므로 복용을 피하는게 좋다는 것이며 반드시 유효기한을 확인 하여야만 됩니다.

2009년 2월 대만에서 유효 기한이 지난 감기약을 먹은 10대 소녀가 사망했다고 대만 매체가 보도 한 적이 있습니다. 정말로 유효 기한 혹은 사용 기한이 경과한 약물을 복용하였다고 해서 사망할 수 있을까요? 결론부터 말씀 드린다면 사용기간 지난 약품은 복용 하였다고 해서 사망의 원인이 되는 약물은 아직은 없습니다.

약물 중에는 쉽게 변하는 것들은 있습니다.

이들 중에는 유효 기한이 지나면 약효가 5~50%로 감소되나 그 수는 매우 적고 그렇다고 100% 효과를 담보하지 못할 뿐 사망에 이르지는 않습니다.

기간 경과한 약품이 독성 물질로 변하여 부작용을 일으킨 예는 지금까지 단 한 건이었으며 이는 항생제 tetracycline 계통이 변질되어 신장을 상하게 한 경우가 지금까지는 전부입니다. 만약 기간 경과한 약품이 독성 물질로 변하여 부작용을 일으킨 약물이 나타난다면 약국에서는 별도 관리하는 방안이 나와야 되겠지요. 아직 이러한 일은 없습니다.

의약품은 거의 화학 물질입니다.

따라서 시간이 경과함에 따라 순도의 함량은 변화하게 됩니다.

예를 들면 100% 유효 성분이 50% 유효 성분으로 변하게 될 것입니다.

이때 50% 물질(?)은 어디로 갔습니까? 하늘로 혹은 땅으로? 없어진 50%는 분해되어 공기 중으로 휘발되었던지, 새로운 화합물로 재 탄생되어 그 안에 잔존하게 되겠지요?

그 안에 잔존殘存하는 화합 물질을 유연 물질Related Compound이라 합니다.

유연 물질Related Compound이란 합성 과정에서 생성되는 부산물이나 보존 기간 중 광光분해 등으로 생성되는 분해 산물을 통칭하는 말입니다. 최근에는 신약 허가 시에 유연 물질에 대한 요구가 한층 강화되고 있는 추세입니다.

유효기한 경과 의약품을 복용하지 않는 것이 원칙입니다.

단지 약국에서는 유효 기한이 경과한 약들은 사용하면 안되는 이유는 효능이 100%가 아니므로 폐기해야 한다는 것입니다.

온도 · 습도 등 약물의 변화를 재촉하는 요인을 제거시킨 포장의 업그레이드는 유효기간의 증가에 영향이 없을까요? 이러한 포장속 약물들은 유효기한이 경과한 경우 효력이 없어서 버려야 하는 것인지요.

기간이 지나버린 엄청난 액수의 의약품에 대하여 FDA로 하여금 변질 여부를 검사케 하고 그 기간을 연장한 일도 있었습니다. 검사 결과 90%

이상의 제품이 15년 지난 후에도 동일한 품질이었음이 발견 되었다는 보고도 있습니다.

신종 플루로 인하여 타미플루 공급이 어려운 시점에 유럽 의약청은 타미플루의 유효기한을 기존 5년에서 7년으로 연장하도록 권고하고 있습니다. 따라서 최근 유효기한이 만료된 타미플루를 보유하고 있는 환자들은 신종 플루의 대유행시 필요할 수 있기 때문에 이를 폐기하지 말도록 당부 했습니다. 유효기한이 경과했어도 큰 문제는 없으니 복용해라 하는 것입니다.

66
약국 한편 작은 공간에 폐(廢)의약품 함이 하나 있습니다.

어떤 분은 감기에 걸릴 것을 예상하고 한 보따리 처방전을 내밉니다.
해외 여행을 간다고 왕창 감기약 설사약 이른바 소화제라나 말 그대로 한 보따리 처방전을 내밉니다. 무슨 약이 이리 많아요? 아 그거요 20명이 같이 가는데 나눠 먹을려고요..

언제부터 좁디 좁은 약국 안에 폐의약품 함이 있었을까?

아무리 생각해도 의약 분업 전에는 이런 고상한(?) 함이 약국에 없었던 거 맞습니다.

2002년 분업 전에는 환경을 생각하는 사고가 많이 부족 하여서 그랬을까?

뭐 그런 점도 있겠지요. 환경 문제는 점점 심각해 지고 있다고들 하니까요.

분업 전에 약국의 일상 이란게 그랬습니다.

어디 불편? 증상으로 보아서는 1주 정도 복용 해보시고 다시 나와 보시지요...

1주일 씩이나요? 우선 3일 정도 먹어보면 안될까요?

경제적 욕심?으로 약국은 날수日數를 증가시키려고 노력합니다. 하지만 환자는 일수를 최소화 하려고 합니다. 당연히 복용하고 남는 약들은 아주 소량입니다.

폐 의약품의 발생이 적은 시절 이였습니다.

의약 분업 후는 반대입니다.

2일 정도 복용해보시고...

아니 2일 이요 . 바빠요, 여기 올 시간이 그리 넉넉하지 않아요....1주일 분 주세요

한 달분이요? 종합병원은 6개월 처방전도 해 주는데 고작 1달분이요? 3달분이라도 해주세요. 저 엄청 바쁜 사람이에요...

분업 후 약국에서 느끼는 실태입니다. 70% 바겐 세일 처방전이라고 무조건 많이 가져가려고 애를 씁니다. 자비로 가져가는 약물은 적게 가져가려고 하면서 분업 후엔 70% 바겐 세일 가격이라고 무조건 많이 많이 만 요구합니다.

어떤 분은 감기에 걸릴 것을 예상하고 한 보따리 처방전을 내밉니다.

해외 여행을 간다고 왕창 감기약 설사약 이른바 소화제라나 말 그대로 한 보따리 처방전을 내밉니다. 무슨 약이 이리 많아요? 아 그거요 20명이 같이 가는데 나눠 먹을려고요..

김밥도 아니데 뭘 나누어 먹는다는 건지....이리저리 요구해도 묵묵

히 들어 주는 2층 원장님 성격 참 좋으십니다. 존경합니다. 일반명(성분명) 제도 하에서는 이런 처방 거부 하실 분이 많이 계실겁니다.

이리 가져간 약의 최종 행선지가 어디 이겠습니까?.

마지막 행선지는 바로 분업 전에는 없던 약국의 폐 의약품 함입니다.

폐의약품 함을 쳐다보면 부아가 치밉니다.

지금은 저도 머리를 써서 겉 포장지는 각자 집에서 쓰레기 처리 하시고 정제 형태로만 가지고 오라고 합니다. 그렇지 않는 폐 의약품은 사절 합니다만... 초기에는 한 보따리 씩 들고 옵니다. 조제된 형태로, 제약회사 포장 형태로, 어떤 이는 아이가 먹고 남은 시럽병이라면서 각 시럽 병에 소량씩 들어 있는 형태로 20여개 가져 오신분도 있습니다.

이쯤 되면 부처님 성정을 닮으신 분이라도 성질이 납니다....

3달분 조제 약인데 거의 그대로 버립니다.

무슨 약인데 이리먹지 않는 약이 많아요?.

아 딱 한봉 먹었는데 속이 안좋아서 안 먹었서요. 여기 버리면 되지요?

이러신 분은 유독 의료보호 환자에서 많이 보입니다.

저 소득층 환자에 대한 사회의 보살핌은 당연한 것입니다.

그러나 일부 환자에게서는 약 값 지출에 대한 아무런 부담도 없고 자책감도 없습니다.

그냥 버립니다. 그래서 약국 폐 의약품 함은 언제나 바쁩니다.

반대 상황도 있습니다.

이약 도저히 못 먹겠어요, 환불 해주세요. 당당합니다. 자장면 론論이 나옵니다.

자장면 한 젓가락 먹고 환불 해주라면 되겠어요?.

이게 자장면하고 같아요? 말끝이 강해집니다

아차 괜히 자장면 이야기 했나? 카스테라 론論을 하는 건데..

카스테라 한번 베어 먹고나서 못 먹겠다고 하면 환불 해주나요?

눈치 보니 카스테라도 안먹힌다...환불 해주면 약국은 엄청 이익인데..... 눈 한번 딱 감고 환불 해줘...청구는 해버렸고..청구 취소할 수도 없고....공단에서 얼마 후면 통장에 입금될꺼고...30% 약값으로 사입한 셈 아닌가 ....혈압약 노바스크 한 알에 366원 30정이면 10,980원주고 도매상에서 사입하는데 환불 해주면 웬 땡? 3,000원 정도만 지불하는 셈이니....한번 저질러? 그래도 정신차리자...

한번 반출된 약품은 반환할 수 없답니다.

약품을 반환 받는다는 것은 재사용 한다는 행위가 전제되어 있는 것입니다.

약국을 일단 떠난 의약품은 안전을 담보할 수 없기 때문에 그대로 폐기 처분해야 합니다. 안전을 담보 못 한다는게 무슨 말이예요? 그대로 집 설합 속에 나두었다고 가지고 나왔는데 약국에 있는 약하고 뭐가 틀려요? 말도 아닌 소리 하시네 참 ....

어려운 말하지 말고 약국에 있는 약이나 지금 반환 하려는 약이나 도긴개긴인데 뭐 그리 말이 많냐 이겁니다. 환불해주고 다시 다음 번 환자에게 사용하면 되지 폐기는 무슨 폐기? 이 응큼하고 못 생긴 약사 환불 안해 주려고 쌩쑈를 하네...하고 있는 표정입니다.

나도 목소리가 좀 커집니다.

다른 사람이 먹다가 남아서 가져온 약으로 조제 해줘도 되겠네요?

환불을 한다는 의미는 약품을 재 사용 하겠다는 의미가 있는 것입니다.

재 사용은 안되는 것입니다.

약물을 재 사용하지않는 약국은 환불을 해줄 수가 없습니다.

그래서 법으로 조제약 환불은 금지되어 있습니다.

환불을 해주는 약국이 있다면 그 약국은 악마惡魔의 약국입니다.

이런식으로 환불해주는 약국은 이용하지 않는 것이 좋습니다.

월요일이 되면 주말에 아픈 사람이 많았는지 대개는 평일보다 환자수가 많습니다.

화. 수를 거쳐 목요일이 되면 간단한 질환도 4일분이 나옵니다.

4일분이 연속 나오면 아 오늘이 목요일 이구나 하고 생각합니다.

목요일 방문 환자 한테 2일분 주면서 주말인 토요일 내방할 것을 요구하면 환자의 인상이 달라 진답니다. 가는 처방전 고아야 보는 얼굴 즐겁다고 무조건 4일분입니다. 필요하면 월요일 방문 해라는 겁니다. 많은 부분의 4일분 처방에 의한 조제 약은 폐 의약품 함으로 귀환합니다.

이번에는 일요일 이야기입니다.

경제적인 이유 반半 의무감 반으로 일요일 약국 문을 엽니다.

일요일이나 휴일 이면 이런 일 꼭 있습니다.

어이 약 선생 나 혈압 약 없는데 주면 안돼? 안됩니다.

야박하긴 이 약국 단골로 다닌지 알마인데 그런 것도 못들어줘 야박하긴.... 서운하네 참

당근 서운하지요. 어제까지 아무런 일 없이 먹던 약 바닥이 났으니 좀 주라는데. 안됩니다 소리에 서운하지 않을 사람 없지요.

괜히 일요일 문 열었다가 저 약국 약사 인간성 더러운 약사라는 불명예스러운 소리만 듣고 그 뒤로는 일요일은 무조건 휴일인 약국 많습니다.

의약 분업 전에는 폐 의약품 함이라는 고상한 함이 약국에 없었던 이유와 의약 분업이후에 폐 의약품이 있는 이유를 간단히 적어 보았습니다.

폐 의약품의 1년 총 가액이 얼마 인지? 나와 있는 통계가 있는지는 모르겠습니다만 얼핏 보면 장난이 아닌 금액입니다. 건강보험 공단의 기금은 국민의 혈세는 아니지만 또 다른 혈세임은 틀림없습니다.

엄청난 낭비입니다.

폐 의약품 절약하면 또 다른 부분의 급여를 확충할 수도 있으리라 봅니다.

어느 정치가의 말이 들립니다. 예산을 꼭 제대로만 사용한다만 예산으로 못할 사업이 없다고...생활 속에서 세금이 누수되는 것을 보면 상당 부분은 맞는 말이라고 생각합니다.

폐 의약품을 어떻게 줄일까?

처방전 리필제의 도입이 매우 필요한 대목입니다.

우리나라의 처방의 특성상 조제는 제약회사에서 열이나 습기 햇빛을 차단하여 약효를 온전히 보존할 수 있는 포장을 다 뜯어서 다시 재 분포 혹은 분할하는 형태입니다.

내부시설이 훌륭한 초호화 실용적인 아파트 격인 제약회사 포장을 부셔버리고 아무 시설 없는 방한 칸(종이 한 장으로 외부와 차단시키는 조제)으로 옮겨서 사는 식입니다.

그러면서 조제할 때 맨손으로 조제하지 말라고 합니다.

제약회사 포장 형태로 투약하는 것이 본시 맞는 조제입니다.

제약회사 포장 시설을 한번 생각 해보십시오, 얼마나 청결하게 합니까?

약국 시설로 제약 회사 포장같은 청결한 조제가 가능 한가요 ?

불가능 합니다.

제약회사 포장 형태로 투약 하도록 처방 관행을 바꾸어야 합니다.

그러기 위해서는 꼭 필요한 약품만 처방해야 합니다.

꼭 필요한 약품만 처방하는 제도가 일반명(성분명)제도입니다.

처방전에 올려진 처방 약품 수가 대폭 줄어 듭니다.

그런데 우리의 조제 형태로는 사실 3개월분 이상의 약을 한 번에 조제해 집안에 보관토록 하는 것은 매우 문제가 많습니다. 대안은 간단합니다. 제약회사 포장 형태로 조제하면 됩니다. 그러면 6개월도 끄떡 없습니다. 그러나 그러하지 못합니다. 그 대안에 대해 고민해 보아야 합니다. 이에 대한 대책으로 만성 질환자에 대한 처방전 리필 제도(처방전 재사용제도)를 약사회는 계속 요구해왔습니다. 그러나 서로 다른 시각으로 판단하기 때문에 이루워 지지 않고 있습니다.

같은 약을 처방받아 복용 하여 왔기 때문에 1회 정도는 처방전 리필을 해도 환자의 건강에 크게 무리가 가지 않을 것이라고 생각한 반면, 의사들은 환자가 병원을 방문할 때 환자의 상태를 체크한 결과가 처방전에 반영 된다는 것이지요. 그래서 처방전 리필제도(처방전 재사용 제도)는 의사의 고유 권한인 진료권을 침범하는 것이라고 말합니다. 의사가 하는 일이지 약사가 처방전 리필이라는 수단을 통해할 수 있는 일이 아니라면서 반대하고 있습니다.

처방전 재사용이 가능 하다고해서 모든 환자가 재 사용을 한다고 보지는 않습니다. 복용 기간 내에 다른 이상이 있거나 하는 환자는 재방문을 하겠지요. 그 정도는 환자 또는 가족들이 스스로 판단할 수 있는 문제라고 보는데 어떻게 생각 하시는지요?

3달분 조제 약인데 거의 그대로 버린다는 이야기가 앞에 있습니다.

계속 복용하던 약이면 관계 없습니다만 처음 복용하는 약인데 3개월 6개월 아니 1달 처방도 그렇습니다.

1일. 2일 혹은 1주일 복용하다가 알레르기 상황이 생기는 등의 경우 조제 약을 그대로 버리게 됩니다.

30일 60일 90일분의 약물이 폐 의약품 함으로 들어 갑니다.

이러한 상황을 줄이기 위해 분할 조제가 가능 하도록 해야 합니다.

1주일 복용하고 그 후 필요한 만큼 조제를 하면 됩니다.

폐 의약품이 줄어 듭니다.

목요일이면 눈에 띠는 4일분 처방도 마찬가지입니다.

2일분 조제하여 복용하고 필요하면 인근 약국에서 나머지 1일 혹은 2일을 조제 하여 복용하면 됩니다.

어느 곳에서나 원활한 조제를 위하여 일반명(성분명)처방은 필요한 제도입니다.

폐 의약품이 현저하게 줄어 듭니다.

보험 재정이 건전해 집니다.